河南省护理学会组织编写

健康中国 · **跟我学护理** · 全媒体科普丛书

总主编 宋葆云 孙 花

内分泌健康知识问答

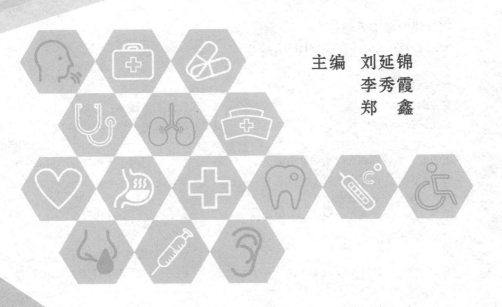

主编 刘延锦
　　 李秀霞
　　 郑 鑫

郑州大学出版社

图书在版编目(CIP)数据

内分泌健康知识问答／刘延锦，李秀霞，郑鑫主编. — 郑州：
郑州大学出版社，2021. 7
（健康中国·跟我学护理·全媒体科普丛书／宋葆云，孙花
总主编）
ISBN 978-7-5645-7348-5

Ⅰ. ①内…　Ⅱ. ①刘…②李…③郑…　Ⅲ. ①内分泌病 –
防治 – 问题解答　Ⅳ. ①R58-44

中国版本图书馆 CIP 数据核字（2020）第 192467 号

内分泌健康知识问答
NEIFENMI JIANKANG ZHISHI WENDA

策划编辑	李龙传	封面设计	曾耀东	
责任编辑	刘 莉	版式设计	曾耀东	
责任校对	张 霞	责任监制	凌 青　李瑞卿	

出版发行	郑州大学出版社有限公司	地　址	郑州市大学路 40 号（450052）	
出版人	孙保营	网　址	http://www.zzup.cn	
经　销	全国新华书店	发行电话	0371-66966070	
印　刷	郑州印之星印务有限公司			
开　本	710 mm×1 010 mm　1 / 16			
印　张	8.5	字　数	132 千字	
版　次	2021 年 7 月第 1 版	印　次	2021 年 7 月第 1 次印刷	

书　号	ISBN 978-7-5645-7348-5	定　价	33.00 元	

本书如有印装质量问题,请与本社联系调换。

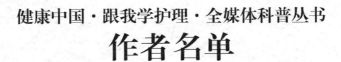

健康中国·跟我学护理·全媒体科普丛书

作者名单

丛书编写委员会

主　审　王　伟

总主编　宋葆云　孙　花

编　委　（以姓氏笔画为序）

于江琪　王　伟　王云霞　牛红艳
方慧玲　田　胜　冯英璞　兰　红
兰云霞　邢林波　成巧梅　刘　姝
刘延锦　孙　花　孙明明　孙淑玲
李秀霞　李拴荣　吴松梅　吴春华
宋葆云　张红梅　张林虹　张玲玲
周诗扬　周彩峰　姜会霞　黄换香

本册编写委员会

主　编　刘延锦　李秀霞　郑　鑫

编　委　（以姓氏笔画为序）

冉现婷　刘双双　安淑敏　孙天格
辛雅雯　张亚伟　贾竹敏　魏　璐
魏兰涛

组织单位

河南省护理学会
河南省护理学会健康教育专业委员会

创作、协作单位

郑州大学第一附属医院
河南科技大学第一附属医院

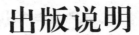

出版说明

　　健康是人的基本权利，是家庭幸福的基础，是社会和谐的象征，是国家文明的标志。党和国家把人民群众的健康放在优先发展的战略地位，提出"健康中国"战略目标，强调为人民群众提供公平可及的全方位、全周期的健康服务。这就要求护理人员顺应时代和人民群众的健康需求，以健康科普为切入点，加速促进护理服务从"以治疗为中心"转向"以健康为中心"，精准对接人民群众全生命周期的健康科普、疾病预防、慢性病管理、老年养护等服务领域，为人民群众提供喜闻乐见的优秀护理科普作品，不断提高人民群众的健康素养及防病能力。这是时代赋予护理工作者神圣的使命和义不容辞的职责。

　　河南省护理学会健康教育专业委员会组织百余名护理专家，深耕细作，历时两年，编写这套"健康中国·跟我学护理·全媒体科普丛书"，其作者大多是临床经验丰富的护理部主任、三级医院的护士长、科普经验丰富的优秀护师、护理学科的带头人。她们把多年的护理经验和对护理知识的深刻理解，转化为普通百姓最为关心、最需要了解的健康知识和护理知识点，采用"一问一答"的形式，全面解答了各个专科的常见病、多发病、慢性病的预防知识、安全用药、紧急救护、康复锻炼、自我管理过程中的护理问题。同时，对各个学科最新的检查和治疗方法做了介绍，以帮助和指导患者及其家属正确理解、选择、接纳医生的治疗建议。本丛书图文并茂，通俗易懂，紧跟时代需求，融入微视频，扫码可以观看讲解，通过手机可以分享，丰富了科普书创作形式，提升了科普作品的传播功能。丛书共有 16 个分册，3 000 多个问题，800 多个微视频，凝聚了众多护理专家的心血和智慧。

　　衷心希望，我们在繁忙的工作之余总结汇编的这些宝贵的护理经验能给广大读者更多的健康帮助和支持。让我们一起为自己、家人和人民群众的健康而努力。同时,也希望这套丛书能成为新入职护理人员、医护实习人员、基层医护人员和非专科护理人员开展健康科普的参考用书。让我们牢记医者使命,担当医者责任,弘扬健康理念,传播健康知识,提升全民健康素养,为健康中国而努力。

在此,特别感谢中华护理学会理事长吴欣娟教授为丛书作序。向参加丛书编写的所有护理专家团队及工作人员表示衷心的感谢,向河南省护理学会各位领导及健康教育专业委员会各位同仁给予的支持致以诚挚的谢意。衷心地感谢协作单位及制作视频的护理同仁为此工程付出的辛苦努力!

河南省护理学会健康教育专业委员会
2019 年 5 月

序

　　现代护理学赋予护士的根本任务是"促进健康,预防疾病,恢复健康,减轻痛苦"。通过护理干预手段将健康理念和健康知识普及更广泛的人群,促使人们自觉地采取有利于健康的行为,改善、维持和促进人类健康,是一代又一代护理人探索和努力的方向。

　　河南省护理学会组织百余名护理专家,深耕细作,历时两年,编写这套"健康中国·跟我学护理·全媒体科普丛书"。本套丛书共有 16 个分册,3 000 多个问题,800 多个微视频,全景式地解答了公众最为关心、最需要了解的健康问题和护理问题。丛书图文并茂,通俗易懂,采用"一问一答"的方式为广大读者答疑解惑,悉心可触,匠心可叹。丛书融入了生动的微视频,可以扫码收看讲解,可谓是一部可移动的"超级护理宝典",是全媒体时代创新传播的成功典范。

　　健康科普读物带给人们的不仅仅是健康的知识,更能让人们在阅读中潜移默化地建立起科学的健康行为方式,这是我们赋予健康科普书籍的最终意义。愿这套护理科普丛书的出版,能够为全国 400 多万护理同仁开启健康科普和科普创作的新征程,不忘初心,不负使命,聚集力量,加速护理服务精准对接人民群众全生命周期的健康科普、疾病预防、慢病管理、老年养护等服务领域需求,让健康科普成为常态化的护理行动,使其在护理工作中落地生根,让护士真正成为健康科普及健康促进的倡导者和践行者,为中国梦和人类的健康做出新的贡献!

　　在此,我谨代表中华护理学会向参加丛书编写的护理专家团队及工作人员表示衷心的感谢!向河南省医学会秘书长王伟对丛书编审工作给予的大力支持和专业指导致以诚挚谢意!

中华护理学会理事长

2019 年 5 月

前　言

内分泌系统是人体不可或缺的组成部分,对机体生长发育具有非常重要的作用。

虽然内分泌疾病发病率在不断攀升,但是在现代医学背景下,它是可防可控的。在日常生活中,人们对内分泌疾病相关知识缺乏必要的了解和正确的认识,不能很好地配合医生进行诊断和治疗,对疾病的居家护理存在困惑与迷茫,不能正确地进行自我管理。医生在临床工作中,特别需要提高患者的健康管理意识,只有让患者获得更多的疾病相关知识,才能做好内分泌疾病的成功管理。因此,我们编写这本内分泌疾病科普读物,希望能帮助更多的内分泌疾病患者及家属了解内分泌疾病的相关概念,解答日常生活中相关的疑问,引导患者积极关注自身内分泌健康,帮助患者做好自我管理,使患者积极配合规范治疗和有效的居家护理,从而达到早日康复的目标。

本书是"健康中国·跟我学护理·全媒体科普丛书"中的一个分册,160多问、42个视频,对内分泌系统及垂体疾病、甲状腺疾病、甲状旁腺疾病、糖尿病、肾上腺疾病、性腺疾病、骨质疏松症等内分泌疾病以问答配视频的形式进行一一介绍,内容涵盖了内分泌和代谢性疾病的特点、防治和护理常识等。尤其是对糖尿病、甲状腺疾病、骨质疏松症等常见疾病的预防、紧急自救、康复等护理技巧进行了深入的阐述。期望本书能帮助广大读者树立防病治病的正确理念,为实施健康中国战略,实现全民健康添砖加瓦!

本书编者均为在临床一线工作的护理专家,具有丰富的临床经验。本着精益求精、力求完美的初衷,编者认真撰写,力求深入浅出、通俗易懂,便于读者理解。但因时间及经验有限,部分内容难免挂一漏万,不当之处恳请读者批评指正。

编者

2021年4月

目　录

一、内分泌系统 ·· 1

1. 什么是人体的内分泌系统？ ·················· 2

2. 什么是激素？激素有何重要功能？人体有哪些重要的激素？ ·················· 2

3. 什么是松果体？松果体有何功能？ ·············· 3

4. 什么是垂体？垂体分泌哪些激素？（视频：您了解垂体吗？） ·················· 3

5. 常见垂体疾病有哪些？ ·················· 4

6. 生长激素有什么重要作用？ ·················· 5

7. 什么是甲状腺？甲状腺有何功能？ ·············· 5

8. 甲状腺长在身体哪个位置？（视频：甲状腺在哪里？） ·················· 5

9. 甲状腺激素有何作用？ ·················· 5

10. 甲状腺激素受哪些因素调节？（视频：甲状腺激素受哪些因素调节？） ·············· 6

11. 甲状腺激素的正常值是多少？ ·················· 7

12. 甲状旁腺长在身体哪个位置？ ·················· 8

13. 甲状旁腺有何功能？ ·················· 8

14. 甲状旁腺素受哪些因素调节？（视频：甲状旁腺素受哪些因素调节？） ·············· 9

15. 甲状旁腺素的正常值是多少？ ·················· 9

16. 肾上腺长在身体哪个位置？肾上腺有何功能？ ·················· 9

17. 什么是性腺？性腺分泌什么激素？ ·············· 10

18. 性腺疾病有哪些？ ·················· 10

19. 胰腺分泌什么激素? 胰岛素有何功能? ························· 11

20. 内分泌系统有哪些疾病? ····································· 11

二、垂体疾病 ··· 13

(一)腺垂体功能减退症 ·· 13

1. 为什么会得腺垂体功能减退症? ······························· 13

2. 腺垂体功能减退症早期表现有哪些? 严重危害是什么? (视频:腺垂体功能减退症) ·· 14

3. 腺垂体功能减退症能治愈吗? ································· 15

4. 腺垂体功能减退症患者补充激素会影响生育吗? ················· 16

5. 腺垂体功能减退症症状稳定后可自行停药吗? ··················· 16

(二)尿崩症 ··· 16

1. 我天天排尿很多,是尿崩症吗? ······························· 16

2. 什么是禁水加压素试验? 该试验对尿崩症的诊断有何意义? (视频:禁水加压素试验对尿崩症的诊断意义) ······················ 17

3. 糖尿病和神经性烦渴也会引起多尿,它们与尿崩症怎么区别? ·· 18

4. 尿崩症患者需要多喝水还是少喝水? 日常生活中需要注意什么? ·· 18

三、甲状腺疾病 ··· 19

(一)甲状腺功能亢进症(简称甲亢) ··························· 19

1. 什么是甲亢? ··· 19

2. 哪些原因会导致甲亢? ······································· 19

3. 甲亢有哪些表现? (视频:甲亢有哪些表现?) ··················· 19

4. "大脖子病"就是甲亢吗? ····································· 20

5. 甲亢患者为什么会突眼? ····································· 20

6. 突眼患者在生活中要注意什么? ······························· 21

7. 甲亢患者为什么好发火? ····································· 21

8. 如何自我发现甲亢? ··· 21

9. 怀疑甲亢需要做哪些检查? (视频:怀疑甲亢需要做哪些检查?) ·· 22

10. 如何预防甲亢? ·· 23

11. 甲亢患者的饮食护理有何注意事项? ···························· 24

12. 如何治疗甲亢? ·· 25

13. 服用抗甲状腺药物应该注意什么? ···························· 26

14. 碘-131治疗后应该如何自我护理? ··························· 26

15. 什么是妊娠期甲亢? ·· 27

16. 妊娠期甲亢患者如何安全度过妊娠期? ···················· 28

(二)甲状腺功能减退症(简称甲减) ································ 28

1. 什么是甲减? ·· 29

2. 哪些原因会导致甲减? ·· 29

3. 甲减有哪些表现?(视频:甲减有哪些表现?) ········· 29

4. 如何治疗甲减? ·· 29

5. 怀疑甲减需要做哪些检查? ······································· 30

6. 如何预防甲减? ·· 30

7. 甲减患者的饮食护理有何注意事项? ························· 30

8. 甲减患者总是腹胀、便秘怎么办? ···························· 31

9. 得了甲减怎样居家护理? ··· 32

10. 甲减患者如何科学越冬? ··· 33

11. 甲减替代治疗常用什么药物? ·································· 34

12. 甲减患者是否需要终身服药? ·································· 34

13. 甲减患者为什么要定期复查? ·································· 34

14. 妊娠合并甲减,我们应该怎么做? ··························· 35

四、甲状旁腺疾病 ··· 36

(一)甲状旁腺功能亢进症 ··· 36

1. 为什么会得甲状旁腺功能亢进症? ··························· 36

2. 甲状旁腺功能亢进症典型表现有哪些?(视频:甲状旁腺功能亢进症典型表现是什么?) ·· 37

3. 甲状旁腺功能亢进症选择手术治疗有风险吗? ··········· 37

(二)甲状旁腺功能减退症 ··· 37

1. 为什么会得甲状旁腺功能减退症? ··························· 37

2. 甲状旁腺功能减退症的典型表现有哪些? •••••••••••••• 38

3. 甲状旁腺功能减退症选择什么药物治疗? •••••••••••• 38

五、糖尿病 •• 40

(一)糖尿病基本知识 ••••••••••••••••••••••••••••••••••• 40

1. 什么是糖尿病? ••••••••••••••••••••••••••••••••••••• 40

2. 什么样的人容易得糖尿病?(视频:什么样的人容易得糖尿病?)••••• 41

3. 糖尿病能治愈吗? •••••••••••••••••••••••••••••••••••• 41

4. 糖尿病的诊断标准是什么?(视频:糖尿病的诊断标准)••••• 42

5. 身体哪些异常是糖尿病早期预警症状? •••••••••••••••• 42

6. 糖尿病有哪些并发症?(视频:糖尿病有哪些并发症?)••••• 42

7. 得了糖尿病是不是得天天忍饥挨饿? •••••••••••••••••• 43

8. 得了糖尿病能锻炼身体吗? •••••••••••••••••••••••••• 43

9. 糖尿病患者都得打胰岛素吗?只服药行不行? •••••••• 43

10. 糖尿病患者必须监测血糖吗? ••••••••••••••••••••••• 43

11. 糖尿病能预防吗?(视频:糖尿病能预防吗?)••••••••••• 44

12. 糖尿病会遗传吗? •••••••••••••••••••••••••••••••••• 44

13. 糖尿病影响生育吗? ••••••••••••••••••••••••••••••••• 45

14. 糖尿病患者可以旅行吗?(视频:糖尿病患者如何出游?)•••••••• 45

15. 糖尿病患者节假日如何度过?(视频:糖尿病患者节假日如何
    度过?)•• 46

16. 儿童会得糖尿病吗?(视频:儿童糖尿病健康教育)•••••••••• 46

(二)糖尿病基本检查项目 •••••••••••••••••••••••••••• 47

1. 如何用血糖仪测血糖并确保血糖测定的准确性?(视频:如何测
    血糖?)•• 47

2. 为什么要做口服葡萄糖耐量试验? •••••••••••••••••••• 48

3. 什么是动态血糖监测? ••••••••••••••••••••••••••••••• 50

4. 糖尿病患者为什么要常规检测糖化血红蛋白? ••••••••• 51

5. 糖尿病患者为什么一定要检测尿常规? ••••••••••••••• 51

6. 怎样准确留取 24 h 尿标本?(视频:怎样准确留取 24 h 尿标本?)

    •• 52

7. 糖尿病患者需要筛查哪些项目?（视频:糖尿病患者需要筛查哪些
  项目?） ……………………………………………………… 53

(三)糖尿病的自我疗法 …………………………………………… 53

1. 什么是糖尿病治疗的"五驾马车"? ……………………… 53

2. 糖尿病患者如何科学饮食?（视频:糖尿病患者饮食健康教育）…… 54

3. 糖尿病患者应当禁食甜食吗? …………………………… 54

4. 糖尿病患者应该如何进行安全有效的运动? …………… 55

5. 糖尿病患者每天都要测血糖吗? ………………………… 56

6. 什么时候测血糖才精准? ………………………………… 56

7. 糖尿病患者自我监测的项目有哪些? …………………… 57

8. 血糖突然升高或降低应该如何处理?（视频:血糖突然降低应该如何
  处理?） ………………………………………………………… 57

9. 服用降血糖药需要注意什么? …………………………… 58

10. 降血糖药有依赖性吗? …………………………………… 59

11. 血糖恢复正常后可以自行停药或减药吗? …………… 60

12. 情绪波动对血糖高低有影响吗? ……………………… 61

(四)胰岛素基本知识 ………………………………………………… 62

1. 什么是胰岛素? …………………………………………… 62

2. 胰岛素与血糖有关系吗? ………………………………… 63

3. 胰岛素有多少种? 它们的作用相同吗?（视频:胰岛素的种类和
  作用） ………………………………………………………… 64

4. 胰岛素注射部位及范围是什么?（视频:胰岛素注射范围）……… 66

5. 胰岛素注射标准流程是什么?（视频:胰岛素注射标准流程）…… 67

6. 胰岛素注射时应该注意什么?［视频:胰岛素使用小窍门(1)］… 68

7. 注射使用的针头可以重复使用吗? 使用后的针头如何处理?［视频:
  胰岛素使用小窍门(2)］ ………………………………………… 69

8. 胰岛素不规范注射会造成哪些危害?（视频:胰岛素不规范注射会造
  成哪些危害?） ………………………………………………… 70

9. 如何妥善保存胰岛素? …………………………………… 72

10. 注射胰岛素会上瘾吗? …………………………………… 73

11. 您知道胰岛素使用的常见误区吗？ ⋯⋯⋯⋯⋯⋯⋯⋯⋯⋯ 73

（五）糖尿病的常见并发症 ⋯⋯⋯⋯⋯⋯⋯⋯⋯⋯⋯⋯⋯⋯⋯ 75

1. 什么是糖尿病酮症酸中毒？（视频：什么是糖尿病酮症酸中毒？）⋯⋯ 75

2. 糖尿病酮症酸中毒有哪些护理要点？ ⋯⋯⋯⋯⋯⋯⋯⋯⋯⋯ 76

3. 什么是低血糖？（视频：什么是低血糖？）⋯⋯⋯⋯⋯⋯⋯⋯ 77

4. 低血糖规范处置流程是什么？（视频：糖尿病患者低血糖的预防）
⋯⋯⋯⋯⋯⋯⋯⋯⋯⋯⋯⋯⋯⋯⋯⋯⋯⋯⋯⋯⋯⋯⋯⋯⋯⋯ 78

5. 什么是糖尿病大血管并发症？（视频：什么是糖尿病大血管并发症？）
⋯⋯⋯⋯⋯⋯⋯⋯⋯⋯⋯⋯⋯⋯⋯⋯⋯⋯⋯⋯⋯⋯⋯⋯⋯⋯ 79

6. 怎样护理糖尿病大血管并发症患者？ ⋯⋯⋯⋯⋯⋯⋯⋯⋯ 80

7. 什么是糖尿病微血管并发症？（视频：什么是糖尿病微血管并发症？）
⋯⋯⋯⋯⋯⋯⋯⋯⋯⋯⋯⋯⋯⋯⋯⋯⋯⋯⋯⋯⋯⋯⋯⋯⋯⋯ 81

8. 怎样护理糖尿病微血管并发症患者？ ⋯⋯⋯⋯⋯⋯⋯⋯⋯ 82

9. 什么是糖尿病足？（视频：什么是糖尿病足？）⋯⋯⋯⋯⋯⋯ 83

10. 怎样护理糖尿病足患者？ ⋯⋯⋯⋯⋯⋯⋯⋯⋯⋯⋯⋯⋯⋯ 85

（六）妊娠糖尿病基本知识 ⋯⋯⋯⋯⋯⋯⋯⋯⋯⋯⋯⋯⋯⋯⋯ 86

1. 什么是妊娠糖尿病？（视频：什么是妊娠糖尿病？）⋯⋯⋯⋯ 86

2. 妊娠糖尿病血糖的控制目标是什么？ ⋯⋯⋯⋯⋯⋯⋯⋯⋯ 87

3. 妊娠糖尿病血压的控制目标是什么？ ⋯⋯⋯⋯⋯⋯⋯⋯⋯ 87

4. 妊娠糖尿病患者如何监测体重？ ⋯⋯⋯⋯⋯⋯⋯⋯⋯⋯⋯ 87

5. 妊娠糖尿病如何进行营养治疗？ ⋯⋯⋯⋯⋯⋯⋯⋯⋯⋯⋯ 88

6. 妊娠糖尿病如何进行药物治疗？ ⋯⋯⋯⋯⋯⋯⋯⋯⋯⋯⋯ 88

7. 妊娠糖尿病患者如何选择分娩方式？ ⋯⋯⋯⋯⋯⋯⋯⋯⋯ 89

8. 妊娠糖尿病患者分娩后还需要监测血糖吗？ ⋯⋯⋯⋯⋯⋯ 89

9. 妊娠糖尿病患者分娩后可以给婴儿哺乳吗？ ⋯⋯⋯⋯⋯⋯ 89

六、肾上腺疾病 ⋯⋯⋯⋯⋯⋯⋯⋯⋯⋯⋯⋯⋯⋯⋯⋯⋯⋯⋯⋯ 91

1. 什么是原发性醛固酮增多症？ ⋯⋯⋯⋯⋯⋯⋯⋯⋯⋯⋯⋯ 91

2. 原发性醛固酮增多症的临床表现有哪些？ ⋯⋯⋯⋯⋯⋯⋯ 91

3. 原发性醛固酮增多症有哪些护理要点？ ⋯⋯⋯⋯⋯⋯⋯⋯ 92

4. 什么是库欣综合征？ ⋯⋯⋯⋯⋯⋯⋯⋯⋯⋯⋯⋯⋯⋯⋯⋯ 93

5. 库欣综合征有哪些护理要点？ ·············· 94

6. 什么是嗜铬细胞瘤？ ·············· 95

7. 嗜铬细胞瘤的临床表现有哪些？ ·············· 95

8. 嗜铬细胞瘤有哪些护理要点？ ·············· 96

9. 进行肾上腺激素检查前应注意什么？（视频：进行肾上腺激素检查前应注意什么？） ·············· 97

10. 肾上腺 CT 检查前应注意什么？（视频：肾上腺 CT 检查的注意事项） ·············· 98

11. 您学会准确测血压了吗？（视频：您会准确测血压吗？） ·············· 99

七、性腺疾病 ·············· 100

1. 性早熟的表现有哪些？（视频：性早熟的表现有哪些？） ·············· 100

2. 青春期发育延迟应如何应对？ ·············· 100

3. 性腺疾病一般做什么检查？ ·············· 102

4. 什么是性腺功能减退症？ ·············· 103

5. 什么是多囊卵巢综合征？闭经与月经过少是病吗？ ·············· 104

6. 什么是女性更年期综合征？ ·············· 105

7. 更年期综合征患者如何自我护理？ ·············· 106

八、骨质疏松症 ·············· 108

1. 什么是骨质疏松症？（视频：什么是骨质疏松症？） ·············· 108

2. 骨质疏松症的分类是什么？ ·············· 108

3. 哪些原因会导致骨质疏松症？ ·············· 108

4. 骨质疏松症的临床表现有哪些？ ·············· 109

5. 骨质疏松症的危险因素有哪些？ ·············· 109

6. 骨质疏松症的常见检查有哪些？ ·············· 110

7. X 射线检查什么？ ·············· 110

8. 什么是骨密度检测？ ·············· 110

9. 如何预防骨质疏松症？（视频：如何预防骨质疏松症？） ·············· 111

10. 如何判断得了骨质疏松症？ ·············· 111

11. 如何治疗骨质疏松症？ ·············· 111

12. 骨质疏松症患者有饮食禁忌吗？ ·············· 112

13. 骨质疏松症患者如何进行安全的运动？ ·················· 112

14. 骨质疏松症患者日常如何自我检查？（视频：骨质疏松症患者日常
如何自我检查？） ·················· 113

15. 您会正确选择钙片吗？ ·················· 113

参考文献 ·················· 114

一、内分泌系统

随着社会的发展,人们生活愈加富足,对健康的要求也越来越高,很多慢性病的防治渐渐引起人们的重视,例如:糖尿病的三级预防、甲状腺疾病的筛查、生长发育中的干预、妊娠期和更年期的保健、骨质疏松症的预防等。糖尿病是发病率较高的一种内分泌疾病,那么,内分泌疾病就只有糖尿病吗?儿童个子矮是病吗?为什么无法生育时医生让先看内分泌科?很多人由于对内分泌疾病不了解,造成很多困惑,求医无门。

内分泌系统是机体最重要、最复杂的调节系统之一,由一些内分泌腺或分布于其他器官内的内分泌细胞组成,与神经系统相辅相成,共同调节机体的生长发育和各种代谢,维持机体内环境的稳定,并影响行为、控制生殖等。内分泌系统主要的内分泌腺有胰腺、甲状腺、甲状旁腺、下丘脑、垂体、肾上腺、性腺等。内分泌腺及内分泌细胞分泌的物质称为激素,激素是调节机体正常活动的重要物质,维持机体的各种生理功能。不同的腺体分泌不同的激素,不同的激素发挥不同的生理作用。

正常情况下,内分泌系统内有一套互相制约的、复杂的、网络化的、完整的正负反馈调节系统,以确保在外界条件发生变化时,由各种激素调节并保持平衡,使体内环境仍能保持稳定。当某些原因导致内分泌调节不能维持机体内环境稳定时,机体则通过促进或者抑制腺体分泌去调节和恢复内环境平衡和稳定,如血糖升高时,胰腺则分泌胰岛素使血糖降至正常。内分泌系统自身调节能力一旦被打破,就会引起相应的临床症状,即内分泌疾病。

激素在人体内是如何调节的呢?为什么会发生内分泌失调?到底会引起哪些疾病?这些疾病应该如何预防、治疗和护理呢?让我们一起来揭开内分泌系统的神秘面纱吧。

说起"内分泌"这个词,大家可能都不陌生,那么从医学角度来看,内分泌系统包括什么? 哪些疾病属于内分泌疾病呢? 接下来就让我们了解一下相关知识。

1. 什么是人体的内分泌系统?

内分泌系统是由内分泌腺和分布于人体各组织的激素分泌细胞(或细胞团)及它们所分泌的激素组成。内分泌腺主要包括以下组织和器官。

(1)下丘脑和神经垂体,分泌各种调节激素。

(2)松果体,合成、分泌多种生物胶和肽类物质。松果体在儿童时期较发达,一般 7 岁后逐渐萎缩,成年后不断有钙盐沉着。

(3)腺垂体,是体内最重要的内分泌腺,分泌多种激素,可以刺激视丘下部激素的分泌。

(4)甲状腺,可以促进细胞分化,维持代谢平衡。

(5)甲状旁腺,主细胞分泌甲状旁腺素,调节血钙的含量、钙和磷的代谢。

(6)胰腺,分泌胰岛素和其他重要激素。

(7)肾上腺,分泌肾上腺素和去甲肾上腺素。

(8)性腺,主要指男性的睾丸、女性的卵巢。睾丸可分泌男性激素睾酮,其主要功能是促进性腺和其附属结构的发育及第二性征的出现,还有促进蛋白质合成的作用。卵巢可分泌卵泡素、黄体酮、松弛素和雌激素。

(9)激素分泌细胞,主要分布在心血管、胃肠、肾上腺髓质、脂肪组织、脑等部位。主要功能是分泌各种激素,辅助神经系统将信息物质传递到全身各靶器官,发挥其对细胞的生物作用。

2. 什么是激素? 激素有何重要功能? 人体有哪些重要的激素?

激素是由细胞分泌的有机化学物质,通过各种方式到达靶器官或组织,实现相应的信息传递或功能调控。激素具有调节生长发育、保持机体内环境稳定、调节生殖各阶段的功能。激素根据其化学特性可分为 4 类:肽类激素(如胰岛素)、氨基酸类激素(如甲状腺素)、胺类激素(如肾上腺素)、类固醇类激素(如糖皮质激素)。人体内的重要激素有甲状腺激素、肾上腺激素、松果体激素、胰岛素、性激素、生长激素等。

3. 什么是松果体? 松果体有何功能?

松果体为一长 5～8 mm、宽 3～5 mm 的红褐色豆状小体,重 120～200 mg,位于第三脑室顶,故又称为脑上腺。其一端借细柄与第三脑室顶相连,第三脑室凸向柄内形成松果体隐窝。松果体表面被以由软脑膜延续而来的结缔组织被膜,被膜随血管伸入实质内,将实质分为许多不规则小叶。小叶主要由松果体细胞、神经胶质细胞、神经纤维等组成。

松果体的功能:①松果体能感受光的信号并做出反应。例如:人们在阳光明媚的日子里会感到心情舒畅、精力充沛、睡眠减少。反之,遇到细雨连绵的阴霾天气则会情绪低沉、郁郁寡欢、嗜睡。这一现象正是松果体在"作祟"。因为松果体细胞内含有丰富的5-羟色胺,它在特殊酶的作用下转变为褪黑素,这是松果体分泌的一种激素。②松果体是人体"生物钟"的调控中心。褪黑素分泌受光照和黑暗的调节,因此,昼夜周期中光照与黑暗的周期性交替就会引起褪黑素的分泌量相应地出现昼夜周期性变化。③松果体分泌的褪黑素能够影响和干预人类的许多神经活动,如睡眠与觉醒、情绪、智力等。很显然,松果体在神经信号与激素信号之间扮演着"中介"的角色。因此,松果体在人体内执行着一个神经-激素转换器的功能。④松果体能合成促性腺激素释放激素(GnRH)、促甲状腺激素释放激素(TRH)及8-精氨酸催产素等肽类激素。

4. 什么是垂体? 垂体分泌哪些激素? (视频:您了解垂体吗?)

垂体位于丘脑下部的腹侧,为一卵圆形小体(图1),是人体内分泌系统中主要的中枢性内分泌腺,也是身体内最复杂的内分泌腺,所生产的激素不但与身体骨骼和软组织的生长有关,且可影响内分泌腺的活动。成人垂体大小约为1.0 cm×1.5 cm×0.5 cm,重0.5～0.6 g,妇女妊娠期可稍大。垂体可分为腺垂体和神经垂体两大部分。腺垂体具有制造、储存和分泌多种激素的功能,如生长激素、促甲状腺激素、促肾上腺皮质激素、促性腺素、催产

您了解垂体吗?

素、催乳素和黑色细胞刺激素等,这些激素对代谢、生长、发育和生殖等有重要作用。神经垂体本身不会分泌激素,而是起到一个仓库的作用,当身体需要的时候就释放激素到血液中。

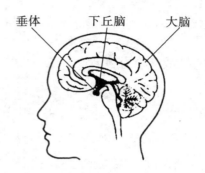

图1　垂体的解剖学位置

5. 常见垂体疾病有哪些?

垂体虽小,相关的疾病却不少,最多见的是垂体瘤(图2)。垂体瘤绝大部分是良性的,根据肿瘤细胞能否产生激素分为功能性垂体瘤和无功能性垂体瘤两大类。功能性垂体瘤又以肿瘤细胞生产的激素种类不同分为生长激素瘤(表现为巨人症或肢端肥大症)、泌乳素瘤、促肾上腺皮质激素瘤(表现为库欣综合征),以及其他少见的肿瘤。功能性垂体瘤产生的激素超过正常,就出现激素过多的病症。垂体激素产生不足的疾病也有不少,如垂体性侏儒症(生长激素不足)、性腺功能低下(促性腺激素不足),有时整个垂体前叶功能都受损,多种激素分泌不足,如产后大出血引起的希恩综合征。垂体后叶功能低下的病有尿崩症(抗利尿激素不足)。

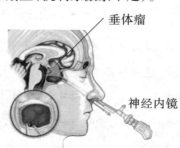

图2　常见的垂体疾病——垂体瘤

6. 生长激素有什么重要作用?

生长激素能促进人的生长,且能调节体内的物质代谢。生长激素随着年龄的增长而分泌量趋于减少,因此补充生长激素是增强免疫系统功能,达到长寿目的的关键。

7. 什么是甲状腺? 甲状腺有何功能?

甲状腺是人体最大的内分泌腺体,产生甲状腺激素。主要功能是合成与分泌甲状腺素(四碘甲腺原氨酸)及三碘甲腺原氨酸,促进机体能量代谢、物质代谢和生长发育。

8. 甲状腺长在身体哪个位置?（视频:甲状腺在哪里?）

甲状腺在哪里?

甲状腺是人体的小器官大腺体,它体态轻盈,重 20～30 g;它美丽而功能强大,纤弱却潜能无穷,是人体内分泌腺当之无愧的"大姐大"。它分泌的甲状腺激素可提高神经系统和心血管的兴奋性,促进生长发育,是人体新陈代谢的发动机。

甲状腺位于气管前环状软骨和胸骨上切迹之间喉结下方 2～3 cm 处,由左右两叶通过峡部连接,呈蝴蝶形,可随吞咽动作而上、下移动;每个侧叶长 4～5 cm、宽 2～3 cm、厚 2 cm,上极尖细,下极圆钝,前凸背凹;峡部高宽各约 2 cm,厚 0.5 cm。

9. 甲状腺激素有何作用?

(1)产热作用　甲状腺激素有促进氧的消耗,增加产热作用。甲状腺功能亢进症(简称甲亢)患者多怕热,甲状腺功能减退时耗氧减少,患者怕冷。

(2)蛋白质代谢　甲状腺激素的基本作用是诱导新的蛋白质包括特殊酶系的合成。但激素过多时,蛋白质分解,呈负氮平衡。

(3)脂肪代谢　甲状腺激素促进脂肪合成和降解,以降解较明显。

(4)糖代谢　甲状腺激素可从多方面影响糖代谢。主要通过调节其他激素特别是儿茶酚胺及胰岛素对糖原的作用来影响糖代谢。小剂量甲状腺激素增加糖原合成,大剂量则促进糖原分解。

(5)维生素代谢 甲状腺激素过多时,组织中维生素 B_1、维生素 B_2、维生素 B_{12} 和维生素 C 的含量均减少,维生素转化为辅酶的能力减弱。脂溶性维生素 A、维生素 D、维生素 E、维生素 K 在组织中的含量也减少。

(6)水和盐代谢 甲状腺激素具有利尿作用。

(7)神经肌肉系统 甲状腺激素与大脑的发育和功能活动有密切关系,过多和过少均可引起精神神经症状,脑电图出现异常。

(8)生长和发育 甲状腺激素除对脑和肌肉的发育有重要作用外,还对全身的生长和发育、组织的成熟及多数维生素和激素的转换均有明显影响。

10. 甲状腺激素受哪些因素调节?(视频:甲状腺激素受哪些因素调节?)

甲状腺激素受哪些因素调节?

甲状腺是甲状腺激素的"生产车间",其中的"原料"是碘。甲状腺激素通过血液输送至全身,调节人体各项功能。甲状腺激素过多,机体会超速运作,往往表现为甲状腺功能亢进;而过少,人体器官组织"没吃饱",工作起来就懒洋洋的,通常表现为甲状腺功能减退。为防止这种情况发生,就需要大脑具有调节甲状腺激素数量并保持其恒定的功能。

甲状腺激素"生产车间"的"控制室"就在垂体。当机体缺乏甲状腺激素时,"生产管理部"(下丘脑)会将情况告诉垂体,于是垂体下达增加生产的命令,若甲状腺激素已经过多,收到反馈后,垂体又会及时收缩生产规模,减少产量,从而使机体内甲状腺激素水平保持恒定,这就是下丘脑-垂体-甲状腺轴(图3)。工厂要想顺利生产,"原料"(碘)、"生产车间"(甲状腺)、"中控室"(垂体)、"生产管理部"(下丘脑)四者缺一不可,若其中任何一个环节出现问题,"产品"(甲状腺激素)的生产都将受到影响,最终表现为各种疾病。

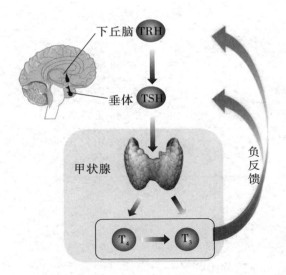

TRH—促甲状腺激素释放激素；TSH—促甲状腺素；

T₄—甲状腺素；T₃—三碘甲腺原氨酸。

图3 下丘脑－垂体－甲状腺轴

11. 甲状腺激素的正常值是多少?

甲状腺功能检查通常有 5 个项目，分别是甲状腺素（T_4）、游离甲状腺素（FT_4）、三碘甲腺原氨酸（T_3）、游离三碘甲腺原氨酸（FT_3）和促甲状腺素（TSH）。人们的心情随着数据的高高低低而起起伏伏。

这 5 个名词统称为甲状腺激素。甲状腺分泌的甲状腺激素（T_3 和 T_4）释放到血液后，其中一部分与血浆蛋白结合，另一部分（FT_3、FT_4）游离于血液，其中 FT_3 和 FT_4 在肝、肾作用下可相互转化，随血流输送到其他组织细胞中发挥作用。因此监测这些项目（特别是 FT_3 和 FT_4）的水平就可以知道甲状腺功能。过高表示甲状腺功能亢进，过低表示甲状腺功能减退。甲状腺激素的正常值见表1。

表 1　甲状腺激素的正常值

名称	正常值
甲状腺素（T_4）	78.38～157.4 nmol/L
游离甲状腺素（FT_4）	7.9～18.4 pmol/L
三碘甲腺原氨酸（T_3）	1.34～2.73 nmol/L
游离三碘甲腺原氨酸（FT_3）	3.28～6.47 pmol/L
促甲状腺素（TSH）	0.34～5.6 μU/mL

12. 甲状旁腺长在身体哪个位置？

甲状旁腺是人体内分泌腺之一。人体有两对甲状旁腺，是棕黄色，形似大豆，分别位于左右两叶甲状腺背面（或埋在其中）的中部和下部（图4）。

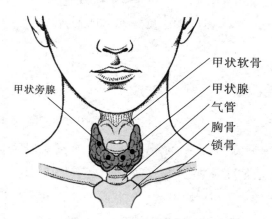

图4　甲状旁腺的解剖学位置

13. 甲状旁腺有何功能？

甲状旁腺是生命所必需的。它的主细胞分泌甲状旁腺素，调节人体血钙的含量。动物实验证明，如将此腺完全切除，会致血钙含量急骤下降，肌肉强烈痉挛而导致死亡。

甲状旁腺素调节钙和磷的代谢，它的分泌主要受血钙水平的调节，不受其他内分泌腺和神经的影响。血钙减少时刺激甲状旁腺分泌激素,激素作用于骨细胞和破骨细胞,促使其吸收骨中的钙,将它释放入血。血钙增多时又抑制甲状旁腺素的分泌,此激素能促使肾排出磷,使血磷下降。

甲状旁腺素还能促进胃肠道吸收钙。甲状旁腺功能亢进时,血磷减少而钙增多,骨的钙盐被过分吸收,会致骨质疏松。甲状旁腺功能减退时,血磷增多而钙减少,骨质会变得致密和过分钙化。

14. 甲状旁腺素受哪些因素调节?（视频:甲状旁腺素受哪些因素调节?）

甲状旁腺
素受哪些
因素调节?

甲状旁腺素升高会导致甲状旁腺功能亢进,甲状旁腺自身原因、身体存在其他病症、甲状旁腺功能亢进、瘤变均会导致甲状旁腺素升高。

甲状旁腺素低下会导致甲状旁腺功能减退,颈部手术误伤、家族遗传、低镁血症、自身免疫均会导致甲状旁腺素降低。

15. 甲状旁腺素的正常值是多少?

放射免疫法:氨基端(活性端)230～630 ng/L;羧基端(无活性端)430～1 860 ng/L。

免疫化学荧光法:1～10 pmol/L。

16. 肾上腺长在身体哪个位置? 肾上腺有何功能?

肾上腺位于肾上方,左、右各一个(图5),是人体相当重要的内分泌器官。右侧肾上腺扁平,呈三角形,左侧肾上腺呈半月形,位置较右侧稍高,体积较右侧稍大。肾上腺分为皮质及髓质两部分。皮质及髓质在发生、结构与功能上均不同,实际上是两种内分泌腺。肾上腺皮质主要分泌盐皮质激素(以醛固酮为主)、皮质醇及雄激素;肾上腺髓质分泌儿茶酚胺,包括肾上腺素、去甲肾上腺素和多巴胺,以肾上腺素为主。

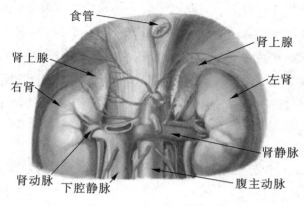

食管

肾上腺

右肾

肾上腺

左肾

肾静脉

肾动脉　下腔静脉

腹主动脉

图5　肾上腺的解剖学位置

17. 什么是性腺？性腺分泌什么激素？

男性性腺主要是睾丸,女性性腺主要是卵巢。这两个性腺如果发生问题,就会出现性腺疾病,男女表现略有不同。

睾丸分泌男性激素睾酮,其主要功能是促进性腺和其附属结构的发育及第二性征的出现,还有促进蛋白质合成的作用。卵巢分泌卵泡素、黄体酮、松弛素和雌激素。其功能分别是:①刺激子宫内膜增生,促使子宫增厚、乳腺变大和女性第二性征出现等;②促进子宫上皮和子宫腺增生,保持体内水、钠、钙的含量,并能降血糖、升高体温;③促进宫颈和耻骨联合韧带松弛,有利于分娩;④维持女性第二性征等。

18. 性腺疾病有哪些？

男性性腺主要是睾丸(解剖学位置见图6),女性性腺主要是卵巢(解剖学位置见图7),这两个性腺如果发生问题就会出现性腺疾病,男女表现略有不同。男性性腺疾病可表现为男性的性分化与发育异常,如男性不育症、男性青春期发育迟缓、男性性早熟、阴茎勃起功能障碍、男性乳腺发育、睾丸肿瘤、前列腺增生和前列腺癌。

女性性腺疾病可以表现为闭经、月经失调、闭经溢乳综合征、性腺发育不全及青春期发育延迟、不育、多囊卵巢综合征、性早熟、假两性畸形、功能性子宫出血、围绝经期综合征、卵巢肿瘤、乳腺增生与乳腺癌。

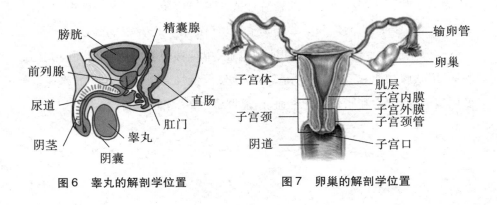

图6　睾丸的解剖学位置　　　图7　卵巢的解剖学位置

19. 胰腺分泌什么激素？胰岛素有何功能？

胰腺为混合性分泌腺体，主要有外分泌和内分泌两大功能。外分泌主要分泌胰液，以及碱性的碳酸氢盐和各种消化酶，其功能是中和胃酸，消化糖、蛋白质和脂肪。内分泌主要分泌胰岛素、胰高血糖素，其次是生长激素释放抑制激素、血管活性肠肽、胃泌素等。

胰岛素的功能：①促进肝糖原和肌糖原的合成。此作用主要通过提高肝和肌肉中糖原合成酶的活性而完成。②促进葡萄糖进入肌肉和脂肪组织细胞内。③激活葡萄糖激酶，生成6-磷酸葡萄糖。④抑制糖异生。如胰岛素缺乏时，进入组织细胞内的葡萄糖减少，肝糖原的分解与异生增强，由肝释放入血的葡萄糖大大增加，血糖水平升高，并超过肾糖阈值而从尿中排出，表现为糖尿病。

胰高血糖素的功能：与胰岛素的作用相反，胰高血糖素是一种促进分解代谢的激素。胰高血糖素具有很强的促进糖原分解和糖异生作用，使血糖明显升高。另外，胰高血糖素可促进胰岛素和胰岛生长抑素的分泌。

20. 内分泌系统有哪些疾病？

内分泌系统疾病是指各种原因引起的内分泌系统病理或生理改变，出现功能亢进、功能减退或功能异常，亦称为内分泌疾病。根据病变发生部位,可分为原发性(发生在周围靶腺)和继发性(发生在下丘脑或垂体)。此外,内分泌腺或靶组织对激素的敏感性或应答反应降低,非内分泌组织恶性肿瘤产生过多激素,激素和某些药物治疗均可导致内分泌疾病表现。

内分泌疾病主要有腺垂体功能减退症、单纯性甲状腺肿、甲状腺功能亢进症、甲状腺功能减退症、库欣综合征、原发性慢性肾上腺皮质功能减退症、糖尿病、血脂异常和脂蛋白异常血症、肥胖症、痛风、骨质疏松症等。

（郑　鑫,贾竹敏）

二、垂体疾病

（一）腺垂体功能减退症

【案例】 患者,女,36岁。8年前分娩后出现无乳、闭经、食欲减退、怕冷、面色苍白、毛发脱落。入院后完善相关检查,诊断为腺垂体功能减退症。该患者对疾病不了解,急忙问:"为什么会得腺垂体功能减退症? 腺垂体功能减退症能治愈吗? 补充激素会影响生育吗? 症状稳定后可自行停药吗?"

1. 为什么会得腺垂体功能减退症?

腺垂体功能减退症是由不同病因所致的腺垂体全部或部分受损,主要表现为一种或多种垂体激素分泌减少或缺乏所引起的症状。患者多起病隐匿,进展缓慢,临床表现与垂体病变发生的快慢和范围大小有关。成人腺垂体功能减退症又称为西蒙病。腺垂体功能减退症可分为原发性和继发性。由于垂体病变使垂体前叶激素分泌减少,称为原发性腺垂体功能减退症;下丘脑、垂体柄病变使垂体前叶激素释放激素或因子合成、分泌、转运障碍致垂体前叶激素分泌减少,称为继发性腺垂体功能减退症。促性腺激素、生长激素和泌乳素缺乏为最早表现,促甲状腺激素缺乏次之,然后可伴有促肾上腺皮质激素缺乏。垂体及鞍旁肿瘤引起的垂体功能减退症还伴有占位性病变的体征。生长激素缺乏在成人表现为胰岛素敏感和低血糖,而在儿童可表现为侏儒症。腺垂体功能减退症主要表现为各靶腺(性腺、甲状腺、肾上腺)功能减退。垂体各部位及分泌激素见图8。

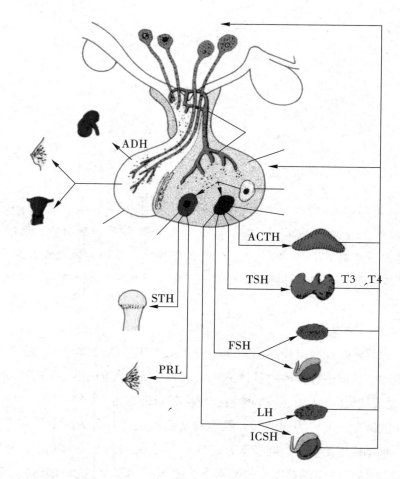

ADH—抗利尿激素;STH—促生长激素;PRL—催乳素;ACTH—促肾上腺皮
质激素;TSH—促甲状腺素;T₃—三碘甲腺原氨酸;T₄—甲状腺素;FSH—卵泡刺
激素;LH—黄体生成素;ICSH—间质细胞刺激素。

图8 垂体各部位及分泌激素示意

腺垂体功
能减退症

2. 腺垂体功能减退症早期表现有哪些? 严重危害是什么?

（视频:腺垂体功能减退症）

（1）早期表现 ①促性腺激素不足:希恩综合征患者首先出现产后无
乳,是泌乳素缺乏的唯一症状。然后是闭经、性欲减退、腋毛及阴毛脱落、乳房及生殖器萎缩,丧失生育能力。男性患者第二性征退化,如阴毛稀少、音调柔和、肌肉不发达、睾丸萎缩、精子发育停止、阴囊色素减退、外生殖器和前列腺缩小、性欲减退和阳痿等。②促甲状腺激素不足致甲状腺功能减退:怕冷、低体温、食欲缺乏、腹胀、便秘、动作缓慢、反应迟钝、面容虚肿、皮肤干燥、声音嘶哑、毛发稀疏、心率缓慢。真正的黏液水肿不常见。③促肾上腺皮质激素不足致肾上腺皮质功能减退:虚弱无力、肤色浅淡、体重减轻、不耐饥饿,因糖原异生受损及对胰岛素极敏感,易发生低血糖。也可出现恶心、呕吐,以及水排出减少。

(2)严重危害　病情严重可发生垂体危象,在原有垂体功能减退症基础上,因腺垂体部分或多种激素分泌不足,在遭遇应激后,或因严重功能减退自发地发生休克、昏迷和代谢紊乱危急征象,又称垂体前叶功能减退危象。垂体前叶功能减退危象的临床表现如下。①消化系统:恶心、呕吐,甚至不能进食。②循环系统:脉搏细弱、皮肤干冷、心率过快或过缓、血压过低、直立性低血压、虚脱、休克。③精神神经系统:精神萎靡、烦躁不安、嗜睡、意识不清。④呼吸系统:因黏液性水肿出现阻塞性呼吸困难,严重时可出现限制性通气障碍,导致呼吸衰竭。

3. 腺垂体功能减退症能治愈吗?

腺垂体功能减退症能否治愈要看是何种原因引起的。对于神经外科、外伤或者颅咽管瘤手术后的患者,包括大出血患者,大部分需要终身治疗。有些一过性的垂体炎,经治疗后恢复,激素替代治疗也许不是终身的,但是大部分都需要终身替代治疗。为确定是否需要终身替代治疗,应定期到内分泌科复查以下指标和激素,如血糖、电解质、甲状腺激素、皮质激素、性激素等。临床还要看患者月经是否正常,性功能是否正常,是否有厌食的表现,其他方面是否正常。如果检查显示激素不正常,生活也不能够调到正常水平,说明患者需要到医院继续调整,所以大部分是不能治愈的。临床上经常会碰到这种情况,本来医生交代要长期用药,然而患者自认为恢复良好而停药。有些是因为农忙或其他原因没时间用药,结果又出现危象而来医院抢救,所以一定要坚持长期治疗,定时复查。

4. 腺垂体功能减退症患者补充激素会影响生育吗?

育龄女性患者应建立人工月经周期,使第二性征和性功能恢复,防止骨质疏松,促进排卵和生育。轻症患者如能再次妊娠,可使垂体功能有所恢复,但由于它的功能已有衰退,流产可能性较大。

5. 腺垂体功能减退症症状稳定后可自行停药吗?

不能自行停药。需按时、按量、按医嘱服药,不得随意增减药物剂量,要掌握所服药物的名称、剂量、用法及不良反应。医生应告知患者本病为终身性疾病,需要终身激素替代治疗。先补充糖皮质激素,然后补充甲状腺激素,以防发生肾上腺危象和循环衰竭。注意根据病情调节糖皮质激素剂量,符合皮质醇生理性分泌节律,甲状腺激素应从小剂量开始,缓慢递增,育龄期女性需采用人工月经周期治疗,可维持第二性征和性功能,促进排卵和生育,男性患者用丙酸睾酮治疗。

(二)尿崩症

【案例】 患者,男,12 岁,近半年来无明显诱因出现烦渴、多饮、多尿,日饮水量在 6 L 以上,每日排尿次数较平素增加 10 次,逐渐出现体力不足、食欲减退、手足冰凉、不能集中注意力。家长很担心,带其到医院就诊。家长问:"天天排尿很多,是尿崩症吗? 糖尿病和精神性烦渴也会引起多尿,这孩子是糖尿病吗? 如果是尿崩症的话,需要多喝水还是少喝水? 日常生活中需要注意什么?"

1. 我天天排尿很多,是尿崩症吗?

尿崩症是由下丘脑–神经垂体病变引起精氨酸加压素(又称抗利尿激素)不同程度的缺乏,或由多种病变引起肾对精氨酸加压素敏感性缺陷,导致肾小管重吸收水的功能障碍的一组临床综合征,前者为中枢性尿崩症,后者为肾性尿崩症。其临床特点为多尿、烦渴、低比重尿或低渗尿(尿渗透压<300 mmol/L,尿比重<1.010)。尿崩症常见于青壮年,男女之比为 2:1,遗传

性肾性尿崩症多见于儿童。

可引起多尿、烦渴和多饮的疾病如下。①高渗性多尿:糖尿病、慢性肾上腺皮质功能减退症、尿素增高(高蛋白、高能营养时)。②低渗性多尿:精神性烦渴、肾功能不全、失钾性肾病、妊娠尿崩症和肾性尿崩症等。

每天排尿很多时要写排尿日记,一般来讲,临床 5 000 mL/d 以上的尿液,我们才考虑诊断尿崩症。如果每天 3 000 mL 左右的尿液,不能诊断尿崩症。诊断尿崩症需要进行全身系列检查,由于尿崩症导致体内大量的金属离子丢失而引起电解质紊乱,患者还可能出现一些伴发症状,如全身乏力、精神萎靡等。

2. 什么是禁水加压素试验? 该试验对尿崩症的诊断有何意义? (视频:禁水加压素试验对尿崩症的诊断意义)

【案例】 在银行工作的杨先生,最近半个月夜尿显著增多,一天尿量大概有 7 000 mL,白天工作时也总是口渴,不停喝水,严重影响了日常生活和工作。无奈之下,杨先生先咨询了自己的好朋友孙医生,孙医生了解他的情况后,认为他患慢性肾病和糖尿病的可能性很小,建议他去医院内分泌科做禁水加压素试验,看是否为尿崩症。杨先生很疑惑,听好朋友提到试验期间需要禁水,觉得有些困难。那么,什么是禁水加压素试验呢? 具体怎么做呢? 做了就能诊断清楚吗?

禁水加压素试验对尿崩症的诊断意义

根据体内抗利尿激素是否分泌不足,尿崩症可以分为中枢性尿崩症、肾性尿崩症和妊娠期尿崩症 3 种类型。禁水加压素试验是用于鉴别精神性烦渴与尿崩症,区别中枢性尿崩症与肾性尿崩症的一种简便实用的方法。

试验方法:禁水时间视病情轻重而定,一般为 6 h 或更长。试验前测体重、血压、血渗透压和尿渗透压,可同时采血测抗利尿激素。试验从清晨开始,禁水后每小时测体重、血压、尿渗透压和记尿量,当两次尿渗透压差< 30 mmol/L 时(表明体内抗利尿激素分泌已达最大量),测血渗透压(可同时测抗利尿激素),皮下注射垂体后叶素 5 U,再观察 2 h,每小时测血、尿渗透压和记尿量。

禁水加压素试验原理:①正常人禁水后血容量减少,下丘脑抗利尿激素分泌增加,致使尿量减少,尿比重和尿渗透压增加,血渗透压无改变。②中枢性尿崩症,禁水后血容量减少,下丘脑抗利尿激素分泌不足或缺乏,使尿量无明显减少,尿渗透压不升高,而血渗透压可升高,对抗利尿液素有反应;③肾性尿崩症,禁水后血容量减少,机体对抗利尿激素反应不足,尿量减少不明显,尿比重和尿渗透压不升高,血渗透压可升高,对抗利尿激素无反应。

3. 糖尿病和神经性烦渴也会引起多尿,它们与尿崩症怎么区别?

糖尿病患者有多尿、烦渴的症状,但血糖升高、尿糖阳性、糖耐量曲线异常,容易与尿崩症鉴别。

精神性烦渴常与精神因素有关,部分与药物、下丘脑有关。主要由精神、药物等因素引起烦渴、多饮,因而导致多尿与低比重尿,与尿崩症极相似,但抗利尿激素并不缺乏。这些症状可随情绪而波动,并伴有其他神经症的症状,而上述诊断性试验均在正常范围。

4. 尿崩症患者需要多喝水还是少喝水? 日常生活中需要注意什么?

尿崩症的症状是多尿、烦渴、多饮、低比重尿。所以患本病后,第一,不能喝太多水,因为喝水太多会导致水中毒;第二,不能喝太少水,因为喝水太少患者会因过度难受出现精神损伤,机体受到伤害。可根据患者的排尿量来计算喝水量。方法是在前一天的基础上略减,每天可以微量减少。因为患者患病后所服用药物的药性不同,产生的结果不同,这时就需要根据医生的医嘱服用药物和计算喝水量。治疗本病的原则是,要在充分饮水的条件下,采用适当的抗利尿剂。患病并不可怕,可怕的是被疾病打垮,要树立战胜疾病的信心。患病后一定要定好水的摄入量,既不可多饮,也不可少饮。

日常生活中饮食要保证有充分的液体摄入,以免体液流失。尿崩症患者钾流失严重,应额外补充。患病期间的饮食种类要丰富,以提供均衡的营养。肾病引起的尿崩症患者,要控制蛋白质的摄入量,以免加重肾负担。

(郑 鑫)

三、甲状腺疾病

(一)甲状腺功能亢进症(简称甲亢)

【案例】 在信息技术行业工作的小李,发现自己的同事小丁最近变得很反常,拿东西时总是手颤,眼睛总是像在瞪着别人一样,情绪也比较激动,还频繁上洗手间。学医的同学告诉小李他的同事可能得了甲亢,需要及时就医。小李问同学:"什么是甲亢呢? 什么原因会导致甲亢呢? 甲亢有哪些表现呢?"

1. 什么是甲亢?

甲亢全称是甲状腺功能亢进症,也称甲状腺毒症,是由多种原因引起的甲状腺功能亢进和/或血液循环中甲状腺激素水平增高所致的一组常见的内分泌疾病,是以神经、循环、消化等系统兴奋性增高和代谢亢进为主要表现的一组疾病的总称。甲亢不是单一的疾病,许多疾病都可以引起甲亢。

2. 哪些原因会导致甲亢?

引起甲亢的原因有多方面,一是遗传因素,甲亢具有家族聚集性,甲亢患者的遗传概率会增高,但是不影响婚育。二是与自身免疫有关,弥漫性甲状腺肿伴甲亢即格雷夫斯病会导致甲亢。三是妊娠期甲亢,妊娠早期时,绒毛膜促性腺激素(HCG)与促甲状腺激素(TSH)发生免疫同源性的刺激反应。四是环境因素,精神压力过大或者过于劳累的话,人体的免疫功能就会发生紊乱,诱发甲亢;碘缺乏或碘过量均可引起甲状腺形态和功能的变化。

3. 甲亢有哪些表现? (视频:甲亢有哪些表现?)

甲亢有多系统临床表现,可出现突眼征、甲状腺肿大。甲亢患者甲状腺甲亢有哪些表现？

激素分泌过多导致交感神经兴奋性增高和新陈代谢加速,常有多汗怕热,多食易饥,小便次数增多,体重减少。患者常出现心悸气短、心动过速、神经过敏、烦躁易怒、多言多动、紧张、失眠、手颤、舌颤、腱反射亢进,有时出现幻觉,偶尔出现躁狂症。少数患者会发生慢性甲亢性肌病,表现为肌无力、肌萎缩,上楼、蹲起行动困难。女性患者早期月经减少,继之闭经;男性患者可阳痿,个别男性乳房增大。

4."大脖子病"就是甲亢吗?

【案例】　上高中的小明发现妈妈的脖子很粗大,穿衣服的时候很困难,除了这些症状,没有其他不舒服。邻居告诉小明他的妈妈是"大脖子病"。可是小明看到书上说甲亢也会出现脖子粗大的情况,不知道妈妈的大脖子是不是甲亢,没敢给妈妈随便买药治疗。到医院检查后医生告诉小明,他妈妈得的是"大脖子病"。小明问:"'大脖子病'是甲亢吗?"

甲状腺呈弥漫性或多结节性肿大,女性多见。可呈地方性分布,常为缺碘所致,称为地方性甲状腺肿。碘缺乏是引起地方性甲状腺肿的主要原因。甲亢是甲状腺过多地分泌甲状腺激素而引起的。甲亢也出现甲状腺肿大,而且还伴有食欲亢进、体重减轻、心动过速、易激动、怕热、出汗、手颤等症状。"大脖子病"不一定是甲亢,我们常说的"大脖子病"其实是甲状腺肿大,甲亢是引起甲状腺肿大的一种原因,即使没有患甲亢,也可能出现甲状腺肿大,因此甲状腺肿大不能等同于甲亢。

5.甲亢患者为什么会突眼?

【案例】　小红确诊甲亢后,朋友问她:"你的眼睛为什么感觉总是在瞪着别人?"小红说:"我这是甲亢突眼。"朋友问小红:"什么是甲亢突眼? 甲亢突眼的人在生活中有什么注意事项吗?"

甲亢突眼分为非浸润性突眼(又称单纯性突眼)和浸润性突眼。非浸润性突眼的原因主要是交感神经兴奋,还有甲状腺激素的作用导致眼外肌和提上睑肌张力增高。而浸润性突眼除上述原因外,眶内软组织肿胀、增生和眼肌的明显病变使眼球明显突出,活动受限。患者往往有眼内异物感、眼部胀痛、畏光、流泪、复视、斜视、视野缩小及视力下降,严重者眼球固定、角膜溃疡或全眼球眼炎,甚至失明。

6. 突眼患者在生活中要注意什么?

在日常生活中,突眼患者应放松情绪,避免一些剧烈的体力劳动和竞技运动,多休息;增加营养,选择高蛋白的饮食;少吃含碘的食物,如海产品;房间多通风,光线应柔和,不去人多的地方,休息环境要安静,保证足够的睡眠;睡觉时需戴眼罩,高枕可减轻水肿;外出时戴深色眼镜,减少光线的刺激。尽量少用电脑和手机,每日做眼球运动以锻炼眼肌,改善眼肌功能。眼睛不可向上凝视,以免加剧眼球突出或诱发斜视。要规范治疗,避免过度焦虑、恐惧。

7. 甲亢患者为什么好发火?

甲亢时人体内的甲状腺激素突然增多,引起神经、循环、消化等系统兴奋性增高和代谢亢进。大脑相当于身体的"首席执行官(CEO)",每天有条不紊地接收信号、下达指令,沉稳冷静。甲状腺激素一多,不断地"撩拨"大脑,原本淡定的大脑变得兴奋。所以,甲亢患者容易亢奋、易激动。

8. 如何自我发现甲亢?

在很多人的观念里,甲亢的症状就是脖子突然变粗、眼球突出等,正是这样的错误观念才导致很多甲亢患者的病情被耽误了。因为没有出现这样的典型症状,所以他们认识不到自己得了甲亢。那么甲亢初期会出现哪些症状呢?有易激动、多汗怕热、性情急躁等。其实细心观察身体的变化,会发现一些提示甲亢的小"信号"。

(1)时常感觉到腰疼,手脚抽筋。

(2)比往常怕热多汗,浑身疲乏无力。

(3)甲状腺肿大,同时伴有甲状腺血管杂音或触及震颤。

(4)易激动、腱反射活跃、言语行动匆促等。

(5)早晨起来眼睛微肿、眼球突出、眼裂增宽,可伴有结膜充血、水肿。

（6）开始大量脱发，尤其女性比男性更容易患分散性脱发，即头发从头部各处脱落。

（7）局限性胫前黏液性水肿。

（8）出现与自己性格不符的暴躁易怒、心悸、心烦。

（9）食欲非常好，经常口渴，但是突然开始消瘦，体重下降。

（10）女性常表现为月经紊乱，如月经量减少，甚至闭经；男性可表现为阳痿、早泄、性功能下降，甚至不育。

以上就是甲亢初期可能会出现的一些症状，如果出现上述 3 项或 3 项以上症状，一定要重视起来，千万不要觉得没有什么事而疏忽。这样做的后果往往就是病情变得非常严重，治疗也有一定难度。

9. 怀疑甲亢需要做哪些检查？（视频：怀疑甲亢需要做哪些检查？）

怀疑甲亢需要做哪些检查？

（1）了解机体代谢状态的项目，如基础代谢率，以及血胆固醇、三酰甘油、尿酸水平。

（2）了解血清甲状腺激素水平高低的项目，如血清总 T_3（TT_3）、总 T_4（TT_4）。血清游离 T_3、T_4（FT_3、FT_4）不受甲状腺素结合球蛋白（TBG）影响，直接反映甲状腺功能，是临床诊断甲亢的首选指标。

（3）了解垂体-甲状腺轴调节的项目，如甲状腺吸碘率及甲状腺抑制试验，血清超敏促甲状腺激素测定，促甲状腺激素释放激素兴奋试验。

（4）了解甲状腺肿大情况的项目，如甲状腺 B 型超声检查、甲状腺放射性核素显影检查等。

（5）甲状腺免疫学检查，如促甲状腺受体抗体的测定，是鉴别甲亢病因、诊断格雷夫斯病的重要指标。

（6）了解甲状腺病变性质的项目，如甲状腺细针穿刺活检（图9）。

（7）心电图，可以显示心动过速、心房颤动和 P、T 波形的变化。

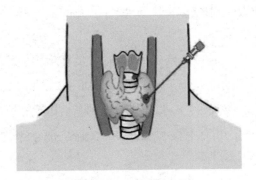

图9　甲状腺细针穿刺活检示意

10. 如何预防甲亢?

【案例】　文文的体检报告出来了,采血结果显示T_4水平偏高,但是TSH水平是正常的。甲状腺彩超结果显示无肿大,而且文文并没有甲亢的症状。文文听医生说排除实验室误差后,T_4水平偏高并不能确诊甲亢。但是要定期复查和需要预防。那么文文该怎样预防呢?

(1)调畅情志　精神刺激是常见诱因,常因忧虑、情绪不安、精神紧张而症状加重。因此,甲亢患者要注意调畅情志、修身养性、遇事不怒、静心休养,常听优雅动听的音乐,养成种花、养鱼、养鸟等习惯,以怡情养性、安静神志,逐渐消除精神症状。

(2)劳逸结合　发病期间,应适当卧床休息。休息环境要安静,空气要流通。轻症者可下床轻微活动,以不感到疲劳为度,不宜过多操劳家务。当病情稳定后,应参与一些有益的活动、工作,以调节生活乐趣,但不宜过劳,也不宜长期病休。

(3)饮食宜忌　以少食多餐为宜,除保证每日的3次正餐外,最好另有加餐2~3次,并且要注意各餐次中主食、肉类、蛋类、鱼类、蔬菜的搭配,多吃水果,不要偏食。另外应注意忌饮咖啡、浓茶等易使人精神兴奋、加重失眠的食物。甲亢患者基础代谢率增高,能量消耗增多,饮食宜高热量、高维生素、足够的蛋白质和以糖类淀粉为主食。应选用富含维生素A、维生素C和B族维生素的食物,如胡萝卜、绿色蔬菜和水果等。碘通过许多途径进入食物链,甲亢患者为防止摄入过量碘,忌食含碘高的食物,如海带、紫菜、海鱼、发菜、碘盐等。

（4）多饮水　甲亢时由于基础代谢加快,出汗增多,易致体内水分缺乏,因此甲亢患者要多喝水。每天以 1 500 ~ 3 000 mL 为宜,及时补充因多汗而丢失的水分,可以饮淡茶、冷开水及其他饮料等,但不要饮浓茶、咖啡等,因浓茶、咖啡含有茶碱,可使中枢神经兴奋性增强,加剧甲亢的兴奋、激动等症状。

（5）保护眼睛　甲亢患者常眼球突出,容易出现眼干等症状。因此,外出时应戴墨镜,避免强光、风沙、灰尘的刺激;睡眠时抬高头部,适量涂眼膏保护眼睛。

（6）合理妊娠　一般来说甲亢患者是可以妊娠的,除非有严重并发症,但是否可以妊娠,什么时候妊娠,应征求内分泌科医生及妇产科医生的意见。妊娠期间甲亢症状并不会加重,胎儿也不受影响,但妊娠期间应严格遵医嘱,服药剂量宜小,分娩后不宜母乳喂养。

11. 甲亢患者的饮食护理有何注意事项?

【案例】　静静和妹妹外出吃饭,发现患有甲亢的妹妹特别喜欢吃海鲜和口味重的食物,却不喜欢吃蔬菜。妹妹却说自己消耗的热量比较多,需要吃大量的食物补充营养。海鲜含有的蛋白质比较多,重口味的食物比较下饭,静静觉得妹妹说得也有点道理。她们的想法对吗?

只有每天供给足够的热能、蛋白质、碳水化合物、维生素饮食,以补充其消耗,才能改善全身营养状况。故甲亢患者的饮食须注意以下几项。

（1）增加热量供应　每日应给予足够的糖类,以纠正过度消耗。但应避免一次性摄入过多。正确的做法是增加餐次,除正常 3 餐外,可适当再增加 2 ~ 3 餐,一般一天应为 5 ~ 6 餐。

（2）保证蛋白质供给　甲状腺分泌过多时可加速蛋白质分解,故蛋白质供给量应高于正常人,可按每天每千克体重 1.5 ~ 2.0 g。因为动物蛋白有刺激兴奋作用,应该少吃,以大豆等植物蛋白为主。

（3）保证维生素的供给　应多选用含维生素 B_1、维生素 B_2 及维生素 C

丰富的食物,适当食用动物内脏,多吃新鲜绿叶蔬菜,必要时还可以补充维生素制剂。

(4)补充矿物质　应适当增加矿物质摄入量,尤其是钾、钙、磷等。如有腹泻的情况,则更应该注意。

(5)限制膳食纤维　由于甲状腺激素和儿茶酚胺引起消化系统兴奋,胃肠蠕动增强,甲亢者常伴有排便次数增多或腹泻的症状,所以对纤维多的食物应加以限制。

(6)忌碘食物和药物　碘是合成甲状腺激素的原料,所以应忌食含碘高的食物,如海带、紫菜、海鱼、虾皮、发菜等,忌用某些含碘药物如胺碘酮等,各种含碘的造影剂也应慎用。

(7)忌食辛辣刺激食物　如辣椒、葱、姜、蒜等。

(8)忌吸烟、饮酒,少饮咖啡、浓茶等刺激性较强的饮品。

(9)突眼患者应在外出时戴深色眼镜,防止强光与尘土刺激眼睛。睡眠时适当垫高枕头。低盐饮食或辅以利尿剂可以减轻眼部水肿。

12. 如何治疗甲亢?

【案例】　花信年华的晓芳,本应该今年年底与男友结婚。因体检查出患有甲亢,随后脖子肿大、突眼等症状也接踵而至。男友并未嫌弃,可却遭到男方父母的极力反对,担心晓芳病情难治。甲亢应该怎么治疗呢?

目前甲亢主要有3种治疗方法。

(1)抗甲状腺药物　药物治疗比较方便,对于多数甲亢患者来说是首选的治疗方法,适用于症状轻、甲状腺肿较轻的患者。优点:①疗效较肯定;②不会导致永久性甲减;③方便、经济、使用较安全。缺点:①疗程长,一般需1~2年,有时长达数年;②停药后复发率较高,并存在原发性或继发性失败的可能;③可伴发肝损害或粒细胞减少等。目前应用的主要药物包括硫脲类和咪唑类。

(2)放射性碘-131治疗　适合甲状腺中度肿大或甲亢复发的患者。优点:治愈率高,复发率低。缺点:费用高,易导致甲减,放射性碘对孕妇和哺乳妇女是绝对禁忌证。放射性碘-131治疗不适合有甲状腺眼病的甲亢患者,因为治疗后眼病可能会加剧。

（3）手术治疗 适合甲状腺显著肿大、高度怀疑甲状腺恶性肿瘤,或甲状腺肿大且压迫气管而引起呼吸困难者。甲状腺次全切除术的治愈率达70% 以上,但可引起多种并发症,有的病例于手术多年后复发或发生甲减。

总之,3 种方法各有优缺点,应针对患者不同的情况选用不同的治疗措施,也就是现在提倡的个性化治疗。

13. 服用抗甲状腺药物应该注意什么?

【案例】 小张在医院被诊断为甲亢,吃了抗甲状腺药物 2 个月后觉得心悸、出汗症状好转,开始自行停药,半年后症状加重入院。医生告知小张:"甲亢患者的临床症状,如怕热、心悸、出汗等,通过抗甲状腺药物治疗 2 ~ 4 周即可缓解,甲亢指标也逐步恢复正常,但患者血中的促甲状腺激素受体抗体转阴的时间较临床缓解晚 10 个月左右,过早停药容易导致甲亢复发。"

抗甲状腺药物的疗程分初治期、减量期及维持期,总疗程应在 12 ~ 18 个月,短于 12 个月复发率增加,长于 18 个月亦不能显著增加缓解率。切不可只服用 2 ~ 3 d 后症状改善不明显就轻率地认为药效不好而随意更换药物或治疗方法。用药过程中如果出现咽痛、发热、全身不适等症状,应及时到医院检查。用药期间应定期复查甲状腺功能、肝肾功能、血常规等。

抗甲状腺药物的不良反应发生率为 1%~5%。轻微不良反应包括皮疹、风疹、瘙痒、关节痛、发热、胃肠道反应、白细胞减少等,多数为一过性,有时无须停药。应注意甲亢本身也能造成白细胞减少,所以开始药物治疗前应检查血常规,以区分白细胞减少是由甲亢本身引起或是由抗甲状腺药物引起。

14. 碘-131 治疗后应该如何自我护理?

【案例】 张青是一名甲亢患者,刚做完碘-131 治疗 1 个月就妊娠了,夫妻俩都挺想要这个小生命,这个孩子能要吗? 医生告诉张青:"碘-131 进入人体后需要数月才会完全消失,这是有放射性的物质,可能会对胚胎的DNA 造成损害。从优生优育的角度看,风险太大。"张青问:"做碘-131 治疗有哪些注意事项呢？治疗后多久能要宝宝呢？"

（1）服碘-131 后 2 h 内不能进食任何食物，以保证碘-131 完全吸收。治疗后 2 d 内，宜适量增加饮水，及时排尿，排便时禁止尿液飞溅，便后即刻冲洗。

（2）服碘-131 后 2 周内应单独住一间房间，注意休息，不接触孕妇和婴幼儿，哺乳期妇女必须停止哺乳。

（3）服碘-131 后 1 个月内禁食含碘食物，不宜使用碘剂、溴剂和抗甲状腺药物，以免降低治疗效果。1 个月内不参加重体力劳动，不揉压甲状腺。少数患者服药后 2～3 d 出现头晕、心悸、口干和皮肤瘙痒等症状，这是治疗后的正常反应，1 周左右会自行消失。

（4）服碘-131 后 1 个月内应避免剧烈运动和精神刺激，勿感冒、发热或腹泻，以避免发生甲亢危象。若患者出现感冒、发热或腹泻，对症处理，以防病情加重。

（5）育龄期男女应在碘-131 治疗后 6 个月内避孕。

（6）服碘-131 后必须经常与医生取得联系，如有不适及时来院就诊。

15. 什么是妊娠期甲亢？

【案例】　小李在孕 16 周的时候去医院建卡，做了一系列的检查，拿到结果被医生告知得了甲亢。她很吃惊，因为刚妊娠的时候检查结果一切正常，没有甲亢。医生嘱咐她，要注意日常饮食，不能吃各种海鲜、海带、紫菜等，并强调这也可能是孕吐严重引起的，不用紧张，等孕吐减轻的时候或许就好了。孕 20 周时，奇迹出现了，FT_3、FT_4 水平正常了，医生说这种情况就是孕吐严重引起的甲状腺功能紊乱。当孕吐减轻的时候，甲状腺功能就会慢慢恢复正常。小李问："什么是妊娠期甲亢？"

妊娠期甲亢有 3 种可能。

（1）生理性甲亢　此种情况仅属于甲状腺功能的生理性代偿，不能诊断为甲亢。

（2）妊娠合并甲亢（格雷夫斯病）　如体重不随妊娠月份增加而相应增加，或四肢近端肌肉消瘦，或休息时心率在 100 次/min 以上，应怀疑甲亢。

如同时伴有眼征、弥漫性甲状腺肿、甲状腺区震颤或血管杂音,血甲状腺刺激抗体(TSAb)阳性,在排除其他原因所致甲亢后,可诊断为格雷夫斯病。本病和妊娠可相互影响,对妊娠的不利影响为早产、流产、妊娠高血压及死胎等;而妊娠可加重甲亢患者的心血管负担。

(3)人绒毛膜促性腺激素(HCG)相关性甲亢 不属于格雷夫斯病范畴,在妊娠3个月末、终止妊娠或分娩后消失。如果甲亢持续存在,提示为妊娠合并甲亢。

16. 妊娠期甲亢患者如何安全度过妊娠期?

【案例】 晓萍婚后4年终于怀孕,但是抗甲状腺药物一直吃了2年多,不过近一年的抽血化验都在正常范围内。晓萍想知道,妊娠期甲亢患者应该如何安全度过妊娠期。

甲亢孕妇代谢亢进,不能为胎儿提供足够营养,妊娠期易并发胎儿生长发育受限。产前检查时,孕妈妈要注意体重、宫高、腹围增长,每1~2个月进行胎儿超声检查,监测胎儿发育,有效控制甲亢可以明显改善妊娠的不良结果。平时加强营养,注意休息,甲亢孕妇早产发生率高,一旦出现先兆早产,应积极予以保胎治疗。妊娠晚期重视孕妇血压、尿蛋白等指标的检测,以便及时诊断并治疗子痫前期。孕妈妈还应行心电图检查,了解是否有甲亢所致的心肌损害。妊娠期和分娩期积极预防感染,避免精神刺激和情绪波动,以防诱发甲亢危象。妊娠晚期(孕37~38周)收入院,每周进行胎心监护和脐血流的检测,及时发现胎儿宫内窘迫。

(二)甲状腺功能减退症(简称甲减)

【案例】 小李因为胡言乱语、意识不清被家人送往精神科就医,入院时已经颜面部水肿,皮肤粗糙,情绪激动并委屈到流泪地对医生哭诉自己没有得精神病,当时声音嘶哑到听不清楚,后来又去内分泌及代谢科会诊,被诊断为甲减,给予糖皮质激素治疗,后服用左甲状腺素(优甲乐),经过一段时间治疗,再去复查时已经变成大眼睛双眼皮的帅哥。小李媳妇说他以前总是两眼泪汪汪,脸肿肿的,根本不知道怎么回事。小李就问:"甲减究竟是怎么回事呢？有什么症状呢？日常生活该如何注意呢？"下面我们就来了解一下甲减。

1. 什么是甲减？

甲减是甲状腺激素合成和分泌减少或组织作用减弱导致的全身代谢减低综合征。主要分为临床甲减和亚临床甲减。

2. 哪些原因会导致甲减？

甲减病因复杂，以原发性甲减最多见，此类甲减约占全部甲减的99%，其中自身免疫、甲状腺手术和甲亢碘-131治疗三大原因占90%以上。中枢性甲减或继发性甲减是下丘脑和垂体病变引起的促甲状腺激素释放激素（TRH）或促甲状腺激素（TSH）产生和分泌减少所致的甲减。

3. 甲减有哪些表现？（视频：甲减有哪些表现？）

"我最近月经紊乱，还便秘，容易忘事，关节还疼痛，究竟是怎么回事啊？"

"我最近总是爱发脾气，是不是会导致得甲减？"

"最近几个月爱犯困，反应迟钝，到底是怎么回事？"

甲减有哪些表现？

其实，得了甲减后不少人缺乏特异性的症状和体征。典型的甲减患者畏寒、乏力、手足肿胀感、嗜睡、记忆力减退、少汗、关节疼痛、体重增加、便秘、女性月经紊乱或者月经过多、不孕。还可有表情呆滞、反应迟钝、声音嘶哑、听力障碍、面色苍白、颜面和/或眼睑水肿、唇厚舌大、常有齿痕，皮肤干燥、粗糙、脱皮屑、温度低、水肿，手脚掌皮肤可呈姜黄色，毛发稀疏干燥，跟腱反射时间延长，脉率缓慢。少数病例出现胫前黏液性水肿。本病累及心脏可以出现心包积液和心力衰竭。重症患者可以发生黏液性水肿或昏迷。

4. 如何治疗甲减？

左甲状腺素是本病的主要替代治疗药物，一般需要终身替代。左甲状腺素片剂的胃肠道吸收率可达到70%~80%，半衰期约7 d，每日给药一次便可以获得稳定的血清 T_4 和 T_3 水平。左甲状腺素的治疗剂量取决于患者的病情、年龄、体重等,治疗需要个体化。

5. 怀疑甲减需要做哪些检查?

需要采血化验 FT_3、FT_4、TSH、甲状腺抗体、抗甲状腺过氧化物酶抗体(TPOAb)、抗促甲状腺激素受体抗体(TRAb)。必要时需化验血常规、血脂,做甲状腺彩超、垂体磁共振成像等检查。

6. 如何预防甲减?

现在患甲减的人越来越多了,如何预防甲减的发生呢?

(1)当身体出现不适症状时,应及时就医。

(2)识别高危人群,如有甲状腺疾病病史和家族史者,甲状腺肿患者,甲状腺手术切除患者,碘-131治疗后,有自身免疫病病史和家族史者,既往TSH增高、既往甲状腺自身抗体阳性者。

(3)维持碘摄入量在尿碘 $100 \sim 200$ μg/L 是防治甲减的基础措施,对具有家族史等易患人群来说尤其重要。

(4)按照世界卫生组织推荐的每日碘摄入量进食:6岁以下儿童90 μg;$6 \sim 12$ 岁儿童120 μg;成人150 μg;孕妇与乳母 $200 \sim 250$ μg。

7. 甲减患者的饮食护理有何注意事项?

患了甲减,饮食习惯要不要改变呢?

患了甲减之后,需要注意以下几点。

(1)补充适量的碘　碘是制造甲状腺激素的原料,碘的每日摄入量应在150 μg 以上,主要通过食物和碘盐来补充,并可多吃一些含碘的食物。海产品含碘丰富宜食用,如海参、虾、牡蛎、紫菜等。

(2)忌用导致甲状腺肿的物质　避免食用卷心菜、木薯、大豆制品等,以免发生甲状腺肿大。

(3)供给足量的蛋白质　在蛋白质营养不良的条件下,甲状腺功能有低下的趋势。补充蛋白质可选用蛋类、乳类、肉类、鱼类;也可每日饮250 ~

500 mL牛奶。

(4)限制脂肪和富含胆固醇的饮食　甲减时血浆胆固醇合成虽然不快,但排出也较缓慢,因而其血浓度升高,易发生血脂紊乱,故忌食富含胆固醇的食物,如奶油、动物脑及肝等。

8.甲减患者总是腹胀、便秘怎么办?

【案例】　老张患甲减5年了,从去年开始出现肠道胀气、便秘,吃了很长时间的药效果也不好。后来又去中医院看肠胃科吃了好几个月中药,调理脾胃,但是改善不明显。那么,当我们遇到时常腹胀、便秘的甲减患者时,有什么缓解的办法吗?

甲减患者由于甲状腺激素分泌不足,时常会有腹胀、便秘、消化不良等症状。出现这些症状时,患者会非常困扰,有些患者甚至通过药物来解决便秘问题,其实生活中有些食物能够帮助患者改善此类症状。

(1)地瓜　地瓜是缓解及治疗便秘的良方。地瓜之所以具有如此功效,是因为地瓜含有大量的纤维素,它具有松软、易消化的特点,食用后可促进肠胃蠕动,从而帮助患者更好地促进排便。

(2)绿豆　相信很多人都不知道,绿豆除了具有预防中暑的作用之外,同时对便秘也具有很好的治疗及预防作用。

(3)燕麦　燕麦同样是治疗便秘的法宝。研究发现燕麦能滑肠通便,促使粪便体积变大、水分增加从而促进便意的产生。而且燕麦还含有大量的纤维,它能促进肠胃蠕动,发挥通便排毒的作用。

(4)薏仁　患有便秘的人在日常生活中应该多吃薏仁,因为它具有很好的促进体内血液循环、水分代谢作用,同时还能发挥利尿消肿的效果,不仅可以通便,同时还能改善水肿型肥胖。

(5)酸奶　酸奶中含有的活性益生菌对肠道健康有益,特别是对菌群失调导致的便秘有改善作用。对于很多受便秘之苦的成年人而言,如果养成每天喝一杯酸奶的习惯,就可能告别便秘。

缺碘或者甲状腺素合成不足就会引起腹胀,但甲减所引起的腹胀并不需要过于担心,在平时多加注意饮食,尽量不吃比较油腻或者是油炸的、比较硬的食物,多吃一些新鲜的水果、蔬菜,最重要的还是要保持好的心态,这样才能更好地恢复身体健康。

9. 得了甲减怎样居家护理?

【案例】 小明是一位甲减患者,自从患病后,日常生活中出现了典型症状如"懒、胖、弱",具体表现为不明原因的无精打采、懒洋洋、容易困倦、不愿意活动;体重增加、颜面和四肢水肿;身体乏力、体力不支、畏寒怕冷等。那么,小明应该怎样日常护理呢?

(1)甲减患者怕冷的症状比较明显,日常生活中,要注意保暖,尤其是在天气寒冷的时候,需要及时添加衣服,室内尽量保持温暖、舒适。户外活动时如果气温较低,则待的时间不宜太久。

(2)由于甲减患者会出现皮肤干燥,洗浴时可选用中性的香皂或者沐浴露,洗浴后可在四肢及躯干涂抹一些润肤霜。这样不仅可以保持皮肤润滑,还可预防皮肤瘙痒等症状的出现。

(3)可适当延长睡眠时间。甲减患者病情没有完全控制时常感觉倦怠无力、想睡觉,这时可以适当增加休息、睡眠的时间。对于老年人而言,适当延长午睡时间尤其重要。

(4)减缓压力,避免劳累,不要熬夜。有些在职的患者,工作比较辛苦,常常需要加班熬夜,这时就需要自我调整,不要给自己太大压力,多和领导沟通,申请是否可以免夜班。甲减本身就会导致疲乏无力,一定要多注意休息,不熬夜。

(5)保持心情舒畅,平时多往好处想,听听舒缓的音乐,放松心情。甲减有可能合并抑郁等情绪障碍,表现为不同程度的情绪低落、兴趣低下、思维迟缓、活动减少。如果是由甲减引起,随着甲减病情的缓解,上述抑郁症状也会逐渐减轻。如果甲状腺功能指标正常,心境低落等症状却不见缓解,甚至加重,可能需要及时看心理医生,以免耽误病情。

(6)坚持适当锻炼身体,可以增加身体的免疫力,愉悦身心,帮助患者恢复,但也要注意不要运动过度,以免太累。

(7)饮食指导 ①应补充富含铁质的食物,补充维生素 B_{12},如动物肝、必要时还要供给叶酸、肝制剂等。②宜吃含碘食物：因缺碘导致的甲减，需选用适量海带、紫菜，可用碘盐、碘酱油。日常可食用含蛋白质丰富的食物，如蛋类、乳类、肉类、鱼类等；富含植物蛋白的食物，如各类豆制品、黄豆等；各类蔬菜及新鲜水果。③忌吃各类导致甲状腺肿的食物，如卷心菜、白菜、油菜、木薯、核桃等；忌食富含胆固醇的食物，如奶油、乳酪等。少量食用高脂肪类食品，如食用油、花生米、核桃仁、杏仁、芝麻酱、火腿、五花肉等。

（8）一定要坚持服药。

10. 甲减患者如何科学越冬?

【案例】　张三是甲减患者，平日里总是比别人更怕冷，总想温度再高一点，尤其是在办公室还需要盖毯子，或者大夏天在家还需要穿外套。那到了冬季，张三该如何科学越冬呢?

甲减患者的身体产热量下降，免疫力及抵抗力较差，比一般人更怕冷，容易受寒感冒，所以就更应该注意防寒保暖。

（1）宜温补忌寒凉　供应足够的蛋白质和热量能改善甲状腺功能。蔬菜类中韭菜、山药可以温阳健脾，瓜果类中胡桃肉可以补肾温阳，甲减患者宜多食用。但寒凉生冷之品（如冷饮、苦瓜、菊花茶等）则少吃为好。

（2）宜海味忌油腻　甲减患者甲状腺激素不足，多吃海产品可以促进甲状腺激素的合成。因此甲减患者宜多吃海产品，如海参、虾、牡蛎、海带等，但要避免油腻，以免加重胃肠负担。

（3）宜低盐忌偏咸　甲减患者由于黏液性水肿，常常手足肿胀、身体发胖，咸的食物会引起水、钠潴留而加重黏液性水肿，所以少吃腌制的食品如咸菜等。

（4）晨练宜晚不宜早　甲减患者由于本身缺少甲状腺素，体温偏低，在清晨和傍晚不宜外出活动。有早起锻炼习惯的中老年人，冬季应当适当推迟早起锻炼时间，避免受寒。

（5）搓手暖脚促循环　甲减患者每天特别是睡前可用热水泡脚0.5 h，边泡边搓，不仅能促进血液循环，还能改善睡眠。

11. 甲减替代治疗常用什么药物?

左甲状腺素钠 L-T$_4$ 为首选,此药比较稳定,价格较便宜。L-T$_4$ 在体内可转变为 T$_3$,故血中 T$_3$ 可较高。作用较慢而持久,服药后 1 个月疗效明显。口服后 40%~60% 被吸收,每日口服一次,不必分次服。

左甲状腺素钠 L-T$_3$ 作用快,持续时间短,最适用于黏液性水肿昏迷患者的抢救。甲状腺癌及手术切除甲状腺后需定期停药扫描检查者以 L-T$_3$ 替代治疗较为方便。

L-T$_4$/L-T$_3$ 复方制剂仅用于对 L-T$_4$ 治疗不满意的患者,不作为甲减替代治疗的首选。

12. 甲减患者是否需要终身服药?

【案例】 小明得了甲减之后,每天都要按时服药,到现在已经有了 3 年之久。小明心里始终想着这样吃什么时候才是个头呢。于是他找到他的主治医生咨询。

甲状腺细胞全部或部分被破坏而使体内甲状腺激素分泌不足,造成甲状腺功能减退的甲减类型称为医源型甲减。

医源型甲减的患者是由于各种甲状腺疾病(甲亢、甲状腺癌、甲状腺肿)接受了手术切除、放射性碘治疗、抗甲状腺药物治疗后演变为暂时或永久性甲状腺功能减退。医源型甲减一旦发生,往往意味着需要终身服用甲状腺激素,那是因为无论是手术还是放射性碘治疗,都会永久性地杀伤甲状腺细胞。当生产甲状腺激素的细胞数量不足时,再高明的医生也没有办法凭空变出一个健康的甲状腺来,只能通过外源性的药物加以弥补。

13. 甲减患者为什么要定期复查?

【案例】 小王和小张是同事,小张突然发现小王每个月都要去医院一趟,以为他们家有人生病了,需要去探望。小张见到小王后就随口问了一下他们家谁生病了,为什么每个月都需要去医院呢? 小王告诉小张自己得了甲减,每个月都需要定期复查。

甲减的治疗,主要是补充甲状腺激素制剂,如左甲状腺素。甲减患者在服用药物期间是应该定期复查的,如果不复查甲状腺功能,就可能会导致服用药物过量而致药物性甲亢,或者服用药物不足而致甲减。

14. 妊娠合并甲减,我们应该怎么做?

【案例】　小梅最近怀孕了,时常觉得自己做什么事情都力不从心,莫名感到烦躁,还总是忘事儿。一开始以为是妊娠期的正常反应,后来在一次体检中查出自己患有甲减。那么,妊娠期甲减患者应该怎么做才能对宝宝不产生影响呢?

如果妊娠合并甲减未被及时发现和治疗,可引起严重的产科并发症和婴儿神经发育受损。因此,妊娠合并甲减的处置对象是 TPOAb 阳性者、TSH升高者、低甲状腺素血症者。医学干预的时间最好在孕 12 周前进行。对于已经确诊的妇女,计划妊娠前要增加甲状腺素剂量,以抑制血清 TSH 水平到正常范围内,再考虑妊娠。确认妊娠后应检查血 TSH 并调整甲状腺素的剂量。通常,妊娠期间的 L-T$_4$ 替代剂量较非妊娠时增加 30% ~ 50%。妊娠早期母体的亚临床甲减主要对胎儿第一阶段的脑发育有不利影响,在妊娠后的起初 20 周内,母体缺乏 TSH 可导致后代的神经智力发育障碍,智商降低;而给予替代治疗的后代的智商可维持正常。一般将血 TSH 2.5 mU/L 作为妊娠早期 TSH 的保守上限。

美国内分泌学会建议,妊娠前逐步增加甲状腺素剂量,使 TSH<2.5 mU/L,妊娠后每 4 ~ 6 周随访一次。对于确诊的妊娠期甲减患者,维持不同阶段的不同 TSH 水平,即第一个 3 月期的 TSH 应<2.5 mU/L,第二和第三个 3 月期应<3.0 mU/L。

TPOAb 阳性的妇女计划妊娠时,亦应考虑予以 L-T$_4$ 治疗。妊娠 5 个月内每 4 ~ 6 周检查一次 TSH,通过生殖辅助技术妊娠者,应该更频繁地检测TSH。孕 30 周时检测 TSH,评价药物剂量;分娩后立即将甲状腺素的用量调整到妊娠前水平。

（冉现婷,张亚伟）

四、甲状旁腺疾病

【案例】 张伯伯最近总是容易疲劳、无力、失眠、食欲缺乏、恶心、呕吐和便秘、骨痛尤其是腰腿痛,就赶紧去当地医院就诊,住进了消化内科。查了一遍没有问题,可是,张伯伯还是食欲缺乏、全身无力。这时候,专家建议他去内分泌相关科室做检查,有可能是甲状旁腺疾病。张伯伯产生了疑问:"什么是甲状旁腺疾病?能治好吗?需要长期服药或者手术吗?"下面我们就来看看甲状旁腺出了问题应该怎么办。

(一)甲状旁腺功能亢进症

1. 为什么会得甲状旁腺功能亢进症?

(1)甲状旁腺自身发生了病变,如过度增生、瘤性变甚至癌变,医学上称之为原发性甲状旁腺功能亢进。

(2)由于身体存在其他病症,如长期维生素 D 缺乏、小肠功能吸收障碍或肾功能不全等,血钙低于正常值,需要甲状旁腺增加甲状旁腺素的分泌来提高血钙水平。因此,可以认为是代偿性亢进,称为继发性甲状旁腺功能亢进。

(3)在长期继发性亢进的基础上甲状旁腺又发生了瘤性变,称为三发性甲状旁腺功能亢进。

(4)还有一种情况,甲状旁腺本身并无上述病变,但由于身体其他病变器官分泌类似甲状旁腺素的物质,其表现在很大程度上与甲状旁腺素分泌过多相同,医学上称之为假性甲状旁腺功能亢进,并不是真正意义上的甲状旁腺功能亢进。

2.甲状旁腺功能亢进症典型表现有哪些?（视频:甲状旁腺功能亢进症典型表现是什么?）

甲状旁腺激素亢进易引起的疾病有高钙血症及其引起的症状、骨骼病变、消化系统疾病、中枢神经系统疾病、神经肌肉系统疾病。

①泌尿系统表现:烦渴、多饮、多尿,反复发生肾脏或输尿管结石。②骨骼临床表现:广泛性骨关节疼痛,伴明显压痛、骨密度降低、牙齿松动与脱落。严重者引起骨畸形、病理性骨折。③消化系统表现:食欲缺乏、腹胀、便秘,严重高钙血症可有恶心呕吐、反酸、上腹痛,消化性溃疡病较多见。④神经临床表现:淡漠、消沉、性格改变、智力迟钝、记忆力减退、烦躁、过敏、多疑多虑、失眠、情绪不稳定和突然衰老等。偶见明显的精神病,幻觉、狂躁,严重者甚至昏迷。⑤神经肌肉系统表现:易疲劳,四肢肌肉软弱,近端肌肉尤甚,重者发生肌肉萎缩。可伴有肌电图异常。

3.甲状旁腺功能亢进症选择手术治疗有风险吗?

麻醉意外、出血、感染是一切手术都要面临的风险。甲状旁腺功能亢进症手术风险包括以下几点。

(1)麻醉风险,如果患者一般状况、血管条件、肾功能较差,麻醉风险甚至大于手术风险。

(2)喉返神经损伤,一侧喉返神经损伤会导致声音嘶哑、饮水呛咳;双侧喉返神经损伤,可能需要气管切开。

(3)可能损伤气管、食管、颈动脉、颈静脉、甲状腺等。

(二)甲状旁腺功能减退症

1.为什么会得甲状旁腺功能减退症?

(1)甲状腺或颈部手术误将甲状旁腺切除或损伤。

(2)甲状旁腺手术或颈部放射治疗引起。

(3)可能与自身免疫有关。

（4）低血镁性甲状旁腺功能减退，镁离子是甲状旁腺激素释放所必需的离子，严重低血镁会暂时性抑制甲状旁腺素的分泌，导致甲状旁腺素明显降低或测不出，低镁血症还可影响甲状旁腺素对周围组织的作用。

（5）新生儿甲状旁腺功能减退症，因母亲患甲状旁腺功能亢进，高钙血症抑制胎儿甲状旁腺功能所致。

2. 甲状旁腺功能减退症的典型表现有哪些？

（1）低钙血症　可出现指端或嘴部麻木和刺痛，手足与面部肌肉痉挛，随即出现手足搐搦（血清钙一般在 2 mmol/L 以下），典型表现为双侧拇指强烈内收，掌指关节屈曲，指骨间关节伸张，腕、肘关节屈曲，形成鹰爪状，有时双足也呈强直性伸展。膝髋关节屈曲。发作时可有疼痛，但由于形状可怕，患者常异常惊恐，因此抽搐加重；有些患者，特别是儿童可出现惊厥或癫痫样全身抽搐。如不伴有抽搐，常可误诊为癫痫大发作。手足搐搦发作时也可伴有喉痉挛与喘鸣而引起缺氧，又可诱发癫痫样大发作。

（2）慢性甲减　患者可出现神经症状，包括烦躁、易激动、抑郁或精神病。儿童患者常有智力发育迟缓与牙齿发育障碍。

（3）白内障　较为常见，可严重影响视力，纠正低钙血症可使白内障不再发展。

（4）念珠菌感染　长期甲状旁腺功能减退症使皮肤干燥、脱屑，指甲出现纵嵴，毛发粗而干，易脱落，易得念珠菌感染。

3. 甲状旁腺功能减退症选择什么药物治疗？

（1）甲状旁腺功能减退易引起急性低钙血症，当发生手足搐搦、喉痉挛、哮喘、惊厥或癫痫样大发作时，要立即静脉注射10%葡萄糖酸钙10～20 mL，注射速度要极慢。若发作严重，可以用地西泮或苯妥英钠肌内注射，以迅速控制搐搦与痉挛。

（2）应长期口服钙剂，症状较重的必须加用维生素 D 制剂，但要避免维生素 D 过量导致中毒。

（3）甲状旁腺功能减退并伴有低镁血症者,应立即补充镁,剂量视低镁程度而定。

（孙天格,辛雅雯）

五、糖尿病

（一）糖尿病基本知识

【案例】 小林姑娘今年刚满25周岁,在一次单位体检中检查出空腹血糖11 mmol/L,体检科医生说她可能患上了糖尿病。小林非常害怕,因为她即将结婚生子,不知道糖尿病会给她的工作和家庭带来怎样的影响,她很迷茫。糖尿病到底是一种什么病呢？为什么会得这种病呢？得了糖尿病会有哪些症状？会影响结婚吗？会遗传给孩子吗？短期内能治好吗？糖尿病的治愈标准是什么？面对这一系列问题,她在家人的陪伴下到医院进行咨询。让我们跟着小林一起来揭开糖尿病的神秘面纱吧。

1.什么是糖尿病?

糖尿病是一种由于胰岛素分泌缺陷或胰岛素作用障碍所致的以高血糖为特征的代谢性疾病。持续高血糖与长期代谢紊乱等可导致全身组织器官,特别是眼、肾、心血管及神经系统的损害及其功能障碍和衰竭。严重时可引起水、电解质紊乱,酸碱平衡失调及急性并发症(糖尿病酮症酸中毒和糖尿病高渗性昏迷)。糖尿病发病的影响因素见图10。

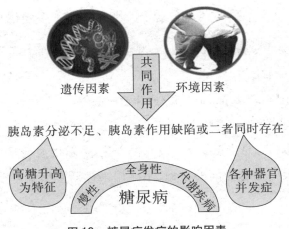

遗传因素　　共同作用　　环境因素

胰岛素分泌不足、胰岛素作用缺陷或二者同时存在

高糖升高为特征　　全身性　　慢性　糖尿病　代谢疾病　　各种器官并发症

图10　糖尿病发病的影响因素

2. 什么样的人容易得糖尿病?（视频:什么样的人容易得糖尿病?）

什么样的
人容易得
糖尿病?

年龄≥40 岁;有糖调节受损史;有糖尿病家族史,父母或兄弟姐妹患有糖尿病;超重(体重指数≥24 kg/m²)或肥胖(体重指数≥28 kg/m²)和/或中心型肥胖(男性腰围≥90 cm,女性腰围≥85 cm),不习惯运动,常常静坐的人;一级亲属中有 2 型糖尿病家族史;分娩过巨大胎儿(出生体重≥4 kg)的妇女或有妊娠糖尿病病史的妇女;此外,有高血压(收缩压≥140 mmHg 和/或舒张压≥90 mmHg)或正在接受降压治疗、血脂异常[高密度脂蛋白胆固醇(HDL-C)≤0.91 mmol、三酰甘油(TG)≥2.22 mmol/L]或正在接受调脂治疗、动脉粥样硬化性心脑血管疾病、有一过性类固醇糖尿病病史、多囊卵巢综合征、长期接受抗精神病药物和/或抗抑郁药物治疗的患者。这些人都比较容易患上糖尿病,要特别注意预防和监测。

3. 糖尿病能治愈吗?

糖尿病目前无法治愈。虽说糖尿病不能根治,但是控制好血糖,一样可以长寿。患者一定要有长期控制血糖的恒心,掌握治疗的主动性,从生活中的每一件事做起,避免因高血糖而导致并发症。

4. 糖尿病的诊断标准是什么？（视频：糖尿病的诊断标准）

（1）有典型糖尿病症状（多饮、多尿、多食、体重下降），静脉血浆葡萄糖水平≥11.1 mmol/L。

糖尿病的
诊断标准

（2）空腹血糖≥7.0 mmol/L 和/或葡萄糖负荷后 2 h 血糖≥11.1 mmol/L。无糖尿病症状者，需改日重复检查。

注意：空腹状态是指至少 8 h 没有摄入热量；随机血糖是指不考虑上次用餐时间，一天中任意时间的血糖，不能用来诊断空腹血糖受损或糖耐量异常。

5. 身体哪些异常是糖尿病早期预警症状？

典型症状："三多一少"，即多尿，每天尿液多于 2 500 mL；多饮，常自觉口渴，饮水还渴；多食，进食量明显增加；体重减轻。

不典型症状：易感染，常见的有呼吸道感染、皮肤感染、伤口不愈合等；视物模糊；反应性低血糖；皮肤瘙痒、下肢麻木；男性阳痿、女性习惯性流产等。

6. 糖尿病有哪些并发症？（视频：糖尿病有哪些并发症？）

糖尿病有
哪些并发
症？

糖尿病并发症分为急性并发症和慢性并发症两种。急性并发症有糖尿病酮症酸中毒、高血糖高渗综合征、乳酸酸中毒。糖尿病慢性并发症有心脑血管并发症（冠心病、脑血管疾病）、糖尿病肾病、视网膜病变、周围神经病变、糖尿病足。

【案例】 王某，50 岁，单位体检时查出血糖高，确诊为糖尿病，住院治疗 1 周，使用胰岛素降糖治疗，血糖稳定后，医生说可以改为口服药治疗。王某却有消极情绪，问医生："出院后是不是天天忍饥挨饿？怎么吃饭？能不能锻炼身体？一天测几次血糖？以后不打胰岛素、不服药行不行？我怕孩子也得糖尿病，怎么预防？我现在血糖控制好，我的糖尿病是不是就治愈了？"下面让我们为王某一一解答。

7.得了糖尿病是不是得天天忍饥挨饿?

有些人盲目地认为糖尿病饮食治疗就是饥饿或全素食疗法,得天天忍饥挨饿,此想法不科学,不可取。饥饿或全素食疗法会导致热量摄入减少,引起血糖、尿糖暂时下降;还会导致营养素摄入不足,体内的脂肪会分解供能,会出现酮体,引起酮症酸中毒,严重时会危害生命。

糖尿病患者可按"三部曲"计算每日的总能量,按照所需能量合理饮食。具体方法:①计算自己的标准体重,标准体重(kg)=身高(cm)−105;②每日所需的能量(kcal)=标准体重(kg)×能量级别(kcal);③根据自己的活动量选择适合自己的能量级别。能量级别可根据劳动程度而定,如极轻度劳动为 15～20 kcal/d,轻度劳动为 25～30 kcal/d,中度劳动为 35 kcal/d,重度劳动为 40 kcal/d。计算出来后可按照自己每日所需的能量来选择适合自己的理想食物。

科学饮食治疗原则:放慢吃饭速度,每口饭细嚼慢咽;讲究吃饭顺序,先喝清汤,再吃蔬菜;少食多餐,分餐解饿;降低多盐口味;粗粮代替细粮。因此,控制血糖需要综合性的管理,以糖尿病教育为中心,饮食、运动、药物、监测、心理、预防相结合,缺一不可。

8.得了糖尿病能锻炼身体吗?

运动是糖尿病防治的五驾马车之一,糖尿病患者应每天做适量运动,但注意运动时间,以进餐 1 h 后、3 h 以内为宜,不在空腹时运动,运动后有低血糖症状时可加餐。出门准备运动时应随身携带糖块,以防发生低血糖。

9.糖尿病患者都得打胰岛素吗? 只服药行不行?

糖尿病患者不一定都得打胰岛素,胰岛素治疗糖尿病主要适用于 1 型糖尿病和药物控制不理想的 2 型糖尿病。一般 2 型糖尿病能够使用药物控制的,最好还是服药治疗和饮食生活调节。

10.糖尿病患者必须监测血糖吗?

糖尿病患者均应进行自我血糖监测。尤其是 1 型糖尿病,1 日多次注射胰岛素者、应用胰岛素泵者、妊娠糖尿病者、对低血糖不出现警告症状或血糖波动特别大者均应进行血糖监测。对于一般饮食控制,锻炼或应用口服降血糖药的 2 型糖尿病,监测血糖也有益处。血糖监测的次数因人而异。应用口服药且要减轻体重的患者,可每周在不同时间测数次,以了解口服药的剂量与饮食是否恰当;患者对低血糖没有反应,则至少每日测 4 次,以了解每日血糖范围。在使用胰岛素泵或强化胰岛素治疗阶段,或控制困难的不稳定型患者,应测早晨空腹血糖、餐前血糖、餐后 2 h 血糖及睡前血糖,必要时测凌晨 1 点血糖。糖尿病血糖波动者,除每日测空腹及餐后血糖外,还应加测睡前、午夜及晨间血糖,以了解引起血糖波动的原因。一般在监测的初期,可增加测定次数,以期了解日内血糖变化规律。病情控制稳定后,可减少血糖测定的次数。

11. 糖尿病能预防吗?（视频：糖尿病能预防吗?）

糖尿病能
预防吗？

　　糖尿病是可以预防的。糖尿病具有遗传倾向性,但是它不是遗传病,子女从糖尿病亲属那遗传到的只是容易得糖尿病的体质,并不是糖尿病本身。父母得糖尿病,并不意味着子女一定会得糖尿病。不良生活习惯是导致糖尿病的元凶,具有糖尿病倾向的体质,再加上不健康的生活习惯,才会患上糖尿病。糖尿病患者一定要培养孩子健康的生活习惯,要求孩子从小管住嘴,加强运动,把发病的诱因扼杀在萌芽阶段。

12. 糖尿病会遗传吗?

　　糖尿病的病因和发病机制是极为复杂的,根据病因和发病机制,目前分为 1 型糖尿病、2 型糖尿病、其他特殊类型糖尿病和妊娠糖尿病四大类。不同类型的糖尿病病因不同,总的来说是遗传因素与环境因素共同参与了发病的过程。1 型糖尿病和 2 型糖尿病都是由于遗传因素和环境因素共同参与,从而引发血糖升高的疾病;妊娠糖尿病是妊娠期间一些激素水平改变而引起的血糖升高;其他特殊类型的糖尿病包括了许多病因明确的糖尿病,如胰腺炎 A 型胰岛素抵抗肢端肥大症、线粒体性的糖尿病等基因突变所导致的血糖升高,所以说它是会遗传的。

13. 糖尿病影响生育吗?

糖尿病患者一旦妊娠,血糖控制不佳不仅会导致流产,还会引起胎儿发育不良。糖尿病患者准备生育前,一定要做强化治疗;在妊娠期间,最好是用胰岛素来强化治疗,这样才可能对胎儿有一定的保护作用。所以不管是男性还是女性,一旦患上糖尿病,对生育是有一定影响的。

【案例】 李某,55岁,确诊为糖尿病1年,平时饮食加运动,口服降血糖药控制血糖,血糖控制良好。李某喜欢旅游,想知道自己能不能和以前一样出去旅游;想知道自己逢年过节时,如何想吃啥吃啥,血糖又不高。让我们一起来帮他解惑吧。

14. 糖尿病患者可以旅行吗?(视频:糖尿病患者如何出游?)

做好充足的准备,糖尿病患者同样可以尽兴出游。糖尿病患者在经济状况和身体条件允许的前提下要多参加一些外出活动。但是,糖尿病患者在出游时要做好准备工作,要注意自我保健。

糖尿病患者如何出游?

(1)出游前要准备充分　准备充足的降血糖药物及监测血糖用品;常用的药物,如感冒药、晕车药、止泻药、退热药;糖尿病病情卡;适合便携的食物如无糖饼干,纠正低血糖的糖果和含糖饮料。

(2)出游期间的自我管理要点　务必随身携带胰岛素、便携食物、病情卡,监测血糖用品;结伴出行;定时监测血糖,预防低血糖;预防足部受伤;注意饮食卫生。

(3)自驾游的特别提示　出发前,带齐血糖仪、糖块,携带病情卡及可能需要的其他药物。上车前测一次血糖。自驾游不要疲劳驾驶。一旦发生低血糖,安全停车、监测血糖、及时补糖。自驾前让医生评估自己的健康状况,有以下情况的糖尿病患者不适合自驾游:合并心脏病,下肢有并发症,注射较大剂量胰岛素,合并眼底病变及感冒等容易引起血糖不稳的感染疾病。

15. 糖尿病患者节假日如何度过?（视频:糖尿病患者节假日如何度过?）

糖尿病患者节假日如何度过?

糖尿病患者节日饮食的总原则是控制总热量,规律饮食,避免油腻,切忌暴饮暴食。内分泌科医生提醒:佳节别熬夜,坚持运动,抵消多余热量,坚持用药,勤监测,及时发现血糖异常,静下心,耐心调节血糖,稳定情绪,忌大悲和大喜,有不适,请及时就医。

（1）怎样过元宵节?　元宵要少吃,尽量煮着吃,不要炸,吃时不要贪快,同时吃一些高纤维蔬菜。咸味的元宵也不宜多吃。血糖控制不理想时,不要吃元宵。

（2）怎样过端午节?　吃粽子的讲究:控制数量,每次只吃一个,每天吃一顿,减去相应的主食摄入量,配一些蔬菜,增加膳食纤维的摄入量,清淡的绿茶能促进糖代谢、助消化。

（3）中秋节糖尿病患者如何吃月饼?　无糖月饼真的"无糖"吗? 使用甜味剂代替蔗糖,而其他制作原料不变,热量仍远高于一般主食。正确的吃法:应减少相应的主食及油脂摄入量,饮食以清淡为主,多吃青菜、豆类和蘑菇等高膳食纤维食品;若月饼多吃两口,需增加运动量,帮助消耗掉过多的热量。

应对节假日,一定要记住:欢庆节假日,莫忘控血糖,饮食要规律,心情要舒畅,服药必按时,监测不能忘。

16. 儿童会得糖尿病吗?（视频:儿童糖尿病健康教育）

儿童糖尿病健康教育

儿童也会患糖尿病。儿童糖尿病是胰岛素分泌不足所引起的代谢性疾病,临床表现为多饮、多尿、多餐和消瘦,易出现糖尿病酮症酸中毒,因微血管病变易导致眼及肾受累。发病与自身免疫、病毒感染、遗传易患性有关。多发病急骤,如不及时诊治,会有生命危险。主要依靠胰岛素替代治疗,往往需终身治疗,需要家长与患儿学会居家自我血糖监测与胰岛素注射。

（郑　鑫,魏兰涛）

(二)糖尿病基本检查项目

【案例】 张师傅最近有点烦,因为前不久单位体检时发现血糖有点高,确诊为糖尿病。体检科医生让他进一步做相关检查,张师傅却不以为然:"糖尿病不就是血糖高嘛,少吃点甜食血糖不就降下来了,还做啥别的检查啊!"那么,得了糖尿病,除了监测好血糖之外,还需要做哪些检查呢?让我们来看一看。

1. 如何用血糖仪测血糖并确保血糖测定的准确性?(视频:如何测血糖?)

(1)用物准备 血糖仪(功能良好)、血糖试纸(在有效期内,试纸代码与血糖仪机型匹配)、一次性采血针、医用酒精(可用酒精棉片代替)、弯盘。

如何测血糖?

(2)操作方法

1)用棉签蘸取医用酒精消毒采血部位,或者使用肥皂洗净双手,消毒范围为第一指节掌面及双侧面(以中指和环指常用),待干。

2)取出血糖仪及血糖试纸(手捏试纸中部,不要捏试纸两端),将试纸插入血糖仪试纸插槽中,将试纸金属芯片推置血糖仪内(进血端口朝上),听到提示音后,血糖仪自动开机并显示代码,查看试纸瓶上的代码与血糖仪显示代码是否一致。

3)屏幕上闪烁血滴符号,提示采血。取下针头保护帽,将采血针头贴紧患者采血部位皮肤,在指侧腹快速穿刺,用无菌棉签弃掉第一滴血。用血糖试纸进血端口,轻触血液,血糖仪再次发出提示音表明采血量足够,开始测试。

4)用无菌棉签按压采血点。5 s后屏幕显示血糖检测结果。倒计时过程中将血糖仪平放,请勿晃动。

5)读取血糖值数后,将试纸取出废弃至弯盘内,血糖仪将自动关机。

(3)注意事项

1)可用肥皂水和温水洗净双手或用医用酒精消毒,请勿使用碘酒或含"碘"的消毒液消毒预采血部位。

2）采血时首选指腹两侧，因其血管丰富且末梢神经分布较少，以减轻痛苦且保证出血量充足。

3）采血时不要过度挤压创口，以免组织液渗出影响测量结果。应从手指根部朝指尖方向挤血，不可掐指尖取血。

4）经常更换采血手指和部位，以保护指腹皮肤，预防感染。

5）使用有效期内的试纸，禁止用潮湿的手拿捏试纸，以免受潮毁坏。筒装试纸要在开盖 3 个月内用完。

6）进食过多、过饱或者是进食油炸甜腻食品，会引起餐后血糖相对过高，胰岛素或降血糖药使用剂量过小也会引起血糖过高，其次天气骤降、精神紧张、运动过度等都会影响血糖的变化。

7）进食过少、运动过度、胰岛素和降血糖药使用过量，都会引起低血糖的发生，外出或旅游时都要备些水果、饼干、糖果等快速升高血糖的食物，以避免发生低血糖。

（4）测血糖的适用时间段

1）一天测七次血糖，又称为全天血糖，它的时间点包括三餐前、后和睡前，适用于病情不稳定或者使用胰岛素的患者。病情稳定者需要每周测一次全天血糖或者是每四天测一次全天血糖。

2）监测空腹及餐前血糖有利于发现低血糖，监测三餐后 2 h 血糖能更好地反映进食和用药是否合理，监测睡前血糖可以合理指导患者加餐来预防夜间低血糖，保证睡眠安全。

3）对于老年人，一般建议加测凌晨 1 点和 3 点血糖，以保证其睡眠安全。血糖控制情况采用"宁高勿低"的原则，在饮食种类上控制血糖，而并非食量，要摄入充足的食物，保证能量，不可为了控制血糖而减少进食。

2. 为什么要做口服葡萄糖耐量试验?

【案例】　老王，59 岁，患糖尿病 2 年了，来医院内分泌科检查时，医生给他开具了一张口服葡萄糖耐量试验（OGTT）的检查单。老王瞬间急了："我都糖尿病了你还让我喝葡萄糖水，这不是害我吗？"那么，医生为什么要开OGTT 检查单呢？

（1）临床意义　OGTT 是一种葡萄糖负荷试验,用以了解胰岛 B 细胞功能和机体对血糖的调节能力,是诊断糖尿病的确诊试验,广泛用于临床实践中。目的是测定胰岛细胞功能,确诊糖尿病。

（2）用物准备　治疗盘、弯盘、棉签、碘伏、采血针、无水糖粉 75 g 或 1 分子水葡萄糖 82.5 g、干燥试管、血糖仪、血糖试纸。

（3）操作流程　这项试验应在无摄入任何热量 8 h 后,清晨空腹进行。口服溶于 250～300 mL 水内的无水葡萄糖粉 75 g,或 1 分子水葡萄糖 82.5 g 或 50% 葡萄糖 165 mL。糖水在 5 min 内服完。

1）从服糖第一口开始计服糖时间,于服糖前和服糖后 0.5 h、1 h、2 h、3 h 分别在前臂采静脉血测血糖,每次采 2 mL 血注入一支红色干燥试管内。

2）血标本采取完毕应及时送检。

（4）注意事项

1）受检者处于非应激状态。

2）受检者胃肠功能正常,禁食至少 8 h。

3）试验前 3 d 内,停止胰岛素治疗,可正常饮食,每日碳水化合物摄入量不应低于 150 g（但要控制在 250～300 g）,并且维持正常活动。

4）试验过程中,受检者不饮茶及咖啡,不吸烟,不做剧烈活动。

5）务必在上午进行。排除药物（如避孕药、利尿剂、苯妥英钠）影响。

6）试验中受检者如发生恶心、呕吐或食用了其他食物,应终止试验。

（5）正常范围　空腹血糖 3.9～6.1 mmol/L;0.5 h 血糖 ≤11.1 mmol/L;1 h 血糖 6.7～9.5 mmol/L;2 h 血糖 ≤7.8 mmol/L;3 h 血糖 3.9～6.1 mmol/L,恢复空腹水平。

正常的空腹血糖为 3.9～6.1 mmol/L,空腹血糖达 6.1～7.0 mmol/L 为空腹血糖受损,餐后 2 h 血糖在 7.8～11.1 mmol/L 为糖耐量减低,若空腹血糖高于 7.0 mmol/L 和/或餐后 2 h 血糖高于 11.1 mmol/L,即为糖尿病。

糖耐量增高:血糖测量值低于正常值,见于胰岛 B 细胞瘤、腺垂体功能减退症、甲状腺功能减退症、慢性肾上腺皮质功能减退症及特发性低血糖症者。

糖耐量减低:血糖测量值高于正常值,见于糖尿病、甲状腺功能亢进症、慢性胰腺炎皮质醇增多症及肝糖原代谢障碍者。

糖代谢状态的分类见表2。

表2　糖代谢状态的分类

糖代谢状态	静脉血浆葡萄糖/（mmol/L）	
	空腹血糖（FPG）	糖负荷后2 h血糖（2 h PPG）
正常血糖（NGR）	<6.1	<7.8
空腹血糖受损（IFG）	6.1~<7.0	<7.8
糖耐量减低（IGT）	<7.0	7.8~<11.1
糖尿病（DM）	≥7.0	≥11.1

注:IFG 或 IGT 统称为糖调节受损（IGR,即糖尿病前期）;糖负荷是指口服葡萄糖耐量试验（OGTT）。

3.什么是动态血糖监测?

动态血糖监测是指通过葡萄糖感应器监测皮下组织间液的葡萄糖浓度来反映血糖水平的监测技术,可以提供连续、全面、可靠的全天血糖信息,了解血糖波动的趋势,发现不易被传统监测方法所探测的高血糖和低血糖。

（1）动态血糖监测适用人群　①血糖控制不佳,需要根据血糖谱制订、评估和调整治疗方案者。②需要排除隐匿性低血糖或高血糖者。③怀疑有"黎明现象"（清晨血糖升高）者。④怀疑有"苏木杰现象"（夜间低血糖,清晨血糖反应性升高）者。⑤新发糖尿病患者。⑥妊娠糖尿病患者。

（2）动态血糖监测仪的维护　①动态血糖监测仪放置在干燥清洁处,正常室温下存放即可,避免摔打、蘸水等。②清洁时,应用软布蘸清水,不要将多余的水分渗入动态血糖监测仪内。③探头储存温度是 2~27 ℃,使用前需要提前放至室温方可使用。④在发送器不使用期间,请保持与充电器连接。⑤注意定期更换充电器电池。

（3）使用动态血糖监测仪的注意事项　①动态血糖监测仪应和发送器距离不超过 1.8 m。②无线接收器会受手机信号干扰,应把手机放置在31 cm 以外。③佩戴动态血糖监测仪期间,不能进行 X 射线、CT、磁共振成像和骨密度等影像学检查,以防干扰和损坏机器。④佩戴期间请勿沐浴、游泳,探头植入部位避免潮湿。⑤为获得完整的血糖图,每天要输入3~4次末梢血糖并输入记录器进行校正,且两次指血输入最长间隔时间不能超过12 h,以取得准确有效的检测结果。

4. 糖尿病患者为什么要常规检测糖化血红蛋白?

糖化血红蛋白是葡萄糖和红细胞内的血红蛋白结合的产物,是衡量血糖控制的金标准,也是诊断和管理糖尿病的重要手段。糖化血红蛋白可有效地反映糖尿病患者过去3个月内血糖控制情况。糖化血红蛋白正常值为4%~6%。治疗初期,每3个月监测一次,达标后可以每6个月监测一次。

5. 糖尿病患者为什么一定要检测尿常规?

糖尿病患者就诊时,医生常安排一个简单的检查,那就是尿常规,很多患者不理解。其实,尿常规是糖尿病患者就诊时应该做的一项基本检查,它能给临床医生提供很多信息。

(1)初步评估患者是否存在脱水或高渗状态　这里主要看尿比重,对于尿糖高且尿比重在1.030以上者,需要进一步评估血糖及电解质等,以评估血液渗透压水平,因为患者可能存在脱水的情况。

(2)判断血糖水平　尿糖的高低大体可以反映血糖水平,一般情况下,正常人尿液中的葡萄糖水平很低,普通尿常规检测不到,所以用-表示。当血糖超过一定范围时,尿糖才会出现,医学上称为尿糖阳性,多用+表示,+越多,提示尿糖越高。尿糖阳性是诊断糖尿病的重要线索,但尿糖不能精确反映血糖值,而且尿糖的影响因素比较多,如饮食、尿量、肾功能等都可以影响尿糖。不过,糖尿病患者一定要视尿糖阳性为重要线索,当尿糖阳性时,就有必要检查血糖。

(3)判断糖尿病患者是否有肾功能损害　尿常规中,尿蛋白的出现往往提示有糖尿病肾病的可能性。糖尿病患者发生糖尿病肾病的概率非常高,而且一旦出现糖尿病肾病,最有警示意义的就是尿蛋白了。尿蛋白阳性的患者,需要进一步检查,评估原因,评估尿蛋白是糖尿病肾病的结果,还是其他原因所致。所以,糖尿病患者应该经常查尿常规,看看有无尿蛋白。

（4）判断糖尿病患者是否存在尿路感染　糖尿病患者的感染风险会增加,尤其是尿路感染。而且,很多年老且糖尿病病史长的患者,可能存在慢性感染,但他们并没有任何不适,往往需要检查才能发现。

（5）判断糖尿病患者是否存在糖尿病酮症酸中毒　尿常规中有一个指标叫尿酮体,尿酮体检查有助于糖尿病酮症酸中毒的早期诊断和鉴别诊断。同时,尿常规也是判断和指导治疗的一个重要指标,也是反映疗效的关键指标之一。

一般情况下,如果尿酮体阳性,无其他不适,则患者多饮水就可能缓解,但如果尿酮体持续增多并伴有口干、恶心等不适时,就需要到医院就诊了。

6. 怎样准确留取 24 h 尿标本?（视频:怎样准确留取 24 h 尿标本?）

怎样准确
留取 24 h
尿标本?

（1）24 h 尿留取的临床意义　进行尿的各种定量检查,如蛋白定量、尿糖定量、钠、钾、氯、17-羟类固醇、肌酐、肌酸或尿浓缩查结核分枝杆菌等。

（2）用物准备　带盖的小桶、20 mL 注射器、尿管、防腐剂、化验单、电子秤、健之素牌消毒泡腾片。

（3）操作过程

1）早晨 7 点准时排空膀胱,将早晨 7 点以前的尿液弃去。

2）早晨 7 点以后的尿液全部收集于一个带盖的小桶内（或干净的痰盂、广口瓶等,或由实验室提供特殊容器）,直至第二天早晨 7 点,将早晨 7 点最后一次排出的尿液也排入容器中。

3）如需加入防腐剂,在早晨 7 点后的第一次尿液排入容器内后,根据化验项目倒入相应的防腐剂。

4）尿液收集完毕后,将全部标本混合均匀。

5）用秤称取全部尿液的重量并记于化验单上,或用量桶量取总尿量并记于化验单之上。

6）再从混合均匀的尿液中用 20 mL 注射器抽取 10 mL 左右的标本于尿管中送检。

（4）注意事项

1）防腐剂为有毒、有害、腐蚀性液体！切勿直接接触皮肤黏膜、衣物等，以免造成伤害；如不慎溅到皮肤黏膜，请用大量清水冲洗后就医。

2）要避免尿液污染，患者如有发热、腹泻、来月经，应当择日再留取尿标本。

3）第一天早晨 7 点应当排空膀胱，再有小便然后留到容器内并加入防腐剂；第二天早晨 7 点的要留到容器内。

4）这 24 h 内的所有小便都必须留到容器内。

5）当天的饮食避免油腻，也不用刻意少饮水或者多饮水。

7. 糖尿病患者需要筛查哪些项目？（视频：糖尿病患者需要筛查哪些项目？）

糖尿病是一组多病因引起的以慢性高血糖为特征的终身代谢性疾病。长期血糖升高，会出现大血管、微血管受损并危及心、脑、肾、周围神经、眼睛、足等。据世界卫生组织统计，糖尿病并发症有 100 多种，是目前已知并发症最多的一种疾病，已经严重危害居民的身心健康。糖尿病患者需要筛查的项目：①动脉粥样硬化危险因素的筛查；②糖尿病眼病的筛查；③糖尿病肾病的筛查；④心血管并发症的筛查；⑤糖尿病神经病变的筛查；⑥糖尿病足病的筛查；⑦口腔疾病的筛查。

糖尿病患者需要筛查哪些项目？

（安淑敏）

（三）糖尿病的自我疗法

糖尿病是比较常见的一种疾病，很多人也深受它的困扰。如果不及时治疗或者调理不当的话，它会引发其他的疾病，对人体的健康和生命安全造成危害。那么，糖尿病的自我疗法有哪些？糖尿病怎么预防？让我们一起来看看吧。

1. 什么是糖尿病治疗的"五驾马车"？

饮食调控、血糖监测、运动治疗、药物治疗、糖尿病教育是糖尿病治疗的

"五驾马车",掌握了自我管理知识和技能,并应用于日常生活中,密切配合治疗,才能使各种治疗方案行之有效。

2. 糖尿病患者如何科学饮食? (视频:糖尿病患者饮食健康教育)

糖尿病患者饮食健康教育

科学饮食可以维持合适的体重,提供均衡营养的膳食,帮助患者达到并维持理想的血糖水平,减轻胰岛素抵抗,控制血脂异常和高血压,因此科学饮食是糖尿病治疗的基础。

科学饮食的原则:合理控制摄入总热量、定时定量进餐、少量多餐(每日3~6餐)、平衡膳食、营养摄入均衡。

3. 糖尿病患者应当禁食甜食吗?

【案例】 李女士的妈妈得了糖尿病,但是她又非常喜欢吃糖,喜欢吃各种各样甜的点心。她想问:"糖尿病患者不能吃糖吗?"

"糖"一直以来被误认为是糖尿病的罪魁祸首,也因此成为广大糖尿病患者的最大"假想敌",甚至看见"糖"字,血糖都会不自主地升高。糖尿病患者有时会过于关注糖摄入的弊端,而忽视了它在人体中发挥的诸多作用。糖可以贮存和提供能量,它与蛋白质结合成糖蛋白,可以构成抗体、酶等人类活动的重要物质。

糖尿病的发生与生活饮食习惯有着不可分割的关系,糖尿病其实是生活方式病。因为糖尿病有个"糖"字,所以好多人觉得是吃多了糖导致的糖尿病,这种说法是真的吗?

吃甜食≠糖尿病!

医学上的"糖"和老百姓说的"糖"不一样。在医学概念里,"糖"是指碳水化合物,包括多糖(如淀粉类)、单糖(葡萄糖、果糖)和双糖(蔗糖)等。而老百姓平时说的"糖",仅仅指的是甜的东西,包括单糖或双糖。但实际上人们所吃的米饭、面食、地瓜等淀粉类食物都含糖。糖尿病与这些食物吃多少有密切联系,而不是和吃多少糖有关系。

随着人民生活水平的日益提高,体力活动却越来越少,饮食结构也在不断变化,糖果、白糖、红糖、冰糖等单糖和双糖的摄入量增加了,导致人体总热量摄入增加,脂肪比例也增加,大量摄取单糖、双糖,就可能促使肥胖率升高,从而使糖尿病发病增多。

糖尿病患者的发病与饮食上吃的热量过多、运动过少、消耗少是密切相关的,因此,均衡的营养是糖尿病患者一个非常重要的饮食习惯。不能说不吃某类食物,因为营养不足比不注意控制饮食更糟糕。总的说来,糖尿病患者要控制饮食,但是也需注意不要控制过头。

4. 糖尿病患者应该如何进行安全有效的运动?

随着人民生活质量的提升,患糖尿病也愈发地普遍,然而糖尿病给人类健康带来的困扰是不容忽视的。患了糖尿病不但要注意合理饮食,更重要的是适当运动。下面就让我们共同了解一下为什么糖尿病患者需要多运动,同时告诉大家哪些运动更适合糖尿病患者。

糖尿病患者的运动疗法要遵循四个基本原则:循序渐进、因人而异、量力而行、持之以恒。

有氧疗法是保持身心健康最科学、最有效的运动方式,它能提高心肺功能,使全身组织器官均得到良好的氧供给,维持最佳的功能状态。常见的有氧运动包括散步、慢跑、骑自行车、打太极拳、游泳。

运动量的选择要根据个人情况而定,目前认为低强度、低冲击性而时间较持续的运动项目较好。对老年人来讲,散步或其他低强度的运动较好。应根据个人体质、年龄情况选择适宜的运动方式和适当的运动量。适合的运动量计算方法如下:

运动时保持心率(次/min)=(220-年龄)×(60%~70%)

运动频率为每周最少5次,每次30~60 min。

自我感觉:周身发热、微微出汗,但不是大汗淋漓。

运动时间的选择:应从吃第一口饭算起,在饭后1~2 h开始运动。

为保证糖尿病患者的安全,糖尿病患者在运动前需要做好穿戴、医疗装备和其他准备。

穿戴装备:便于活动的运动服装,合脚、舒适的运动鞋和袜;在正式运动前应先做低强度热身运动;准备手表和计步器,便于掌控运动时间和步行运动量。

医疗装备:心率/血压检测仪、便携式血糖仪,血糖高于 14 mmol/L 应减少活动,增加休息。如果血糖过低则要加餐。佩戴好糖尿病患者信息卡。

其他准备:备好饮用水,以补充运动中出汗所丢失的水分;运动前随身携带几块糖块,以防发生低血糖;用胰岛素治疗的糖尿病患者运动前将胰岛素注射在腹部,因为肢体活动可使胰岛素吸收加快、作用加强,易发生低血糖。运动过程中注意观察心率变化及感觉(有无轻微喘息、出汗等),以掌握运动强度;若出现乏力、头晕、心悸、胸闷、憋气、出虚汗及腿痛等不适,应立即停止运动,原地休息;若休息后仍不能缓解,应及时到附近医院就诊。

5. 糖尿病患者每天都要测血糖吗?

【案例】 王爷爷是多年的糖尿病患者,基本上隔几天就会测一次血糖。但最近他看到其他糖尿病病友一天测一次,有的甚至一天测好几次。那么,糖尿病患者是不是每天都需要测血糖呢?

坚持自我血糖监测对于糖尿病血糖控制的意义十分重要,一方面有助于患者掌握血糖控制状况,对饮食、运动、用药的效果进行评估,另一方面也可以帮助患者调整生活方式,防止低血糖发生。那么血糖应该一天测几次呢?

(1)血糖不稳定者,每天测 7 次。测血糖的次数与血糖控制状况有很大的关系,如果近期血糖波动较大,或者血糖一直控制不理想,那么应该严格按照每天测 7 个时间点血糖的频率进行监测,即三餐前+三餐后+睡前。如果早晨出现异常血糖波动,必要时还需加测凌晨 2 点或 3 点血糖。

(2)血糖稳定者,每周测 2~4 次。口服药及生活干预的人群应每周监测 2~4 次,而胰岛素治疗的人群每天监测 1~4 次。

6. 什么时候测血糖才精准?

早晨 6 点至 8 点测空腹血糖最准确。

很多人想当然地认为,我早晨没吃饭,测出的血糖就是空腹血糖,其实,即使不吃早饭,8 点后所测的空腹血糖也会有所偏差。而餐后血糖一般是指吃第一口饭开始计时,2 h 后测得数值。

7. 糖尿病患者自我监测的项目有哪些?

①血糖,空腹血糖目标值为 4.4 ~ 7.0 mmol/L;非空腹血糖目标值为 4.4 ~ 10.0 mmol/L。②体重指数,目标值为 <24 kg/m², 体重指数(kg/m²)= 体重(kg)÷身高的平方(m²)。③血压,目标值为 <140/80 mmHg。④每周活动量,目标值为 ≥150 min。

糖尿病患者还应定期至医院检查表 3 中的项目。

表3 糖尿病患者定期检查项目

检查项目	检查频率
体重、身高、腰围、血压、空腹/餐后血糖、尿常规	每月一次
糖化血红蛋白、足背动脉搏动、神经病变相关检查	每季度一次
血脂、肝功能、尿白蛋白、肌酐、心电图、视力及眼底检查	每年一次

8. 血糖突然升高或降低应该如何处理?(视频:血糖突然降低应该如何处理?)

若糖尿病患者突然血糖升高,要及时服用口服降血糖药或注射胰岛素降糖,如出现不适症状或血糖持续升高,应及时拨打电话"120"就医。

若糖尿病患者出现低血糖,可服用方糖或果糖 1 ~ 2 粒;面包 1 ~ 2 片或饼干 5 ~ 6 块;果汁或含糖饮料半杯;或饭、粉、面之一的一小碗;一般 15 min 内症状会缓解,不缓解者应到医院就诊。

若患者出现低血糖昏迷,应立即测血糖;如患者有意识,可饮糖水;如已昏迷,家属可以在患者口腔黏膜、牙龈上涂抹蜂蜜等;有条件者,立即静脉注射 50% 葡萄糖注射液 20 ~ 60 mL,同时应及时与医生取得联系。

预防低血糖:应该按时进食、生活规律;不可随便增加药量;运动量要恒定;要常测血糖。

血糖突然降低应该如何处理?

9. 服用降血糖药需要注意什么?

糖尿病患者一般是需要终身服药治疗的,平时每天都要服用降血糖药来控制血糖,但是很多糖尿病患者可能不了解服用降血糖药也是有注意事项的,只有掌握服用降血糖药的注意事项才能够更好地控制病情。

(1)对症用药 众所周知,血糖高应服用降血糖药,但是否对症往往被忽视。例如格列本脲(优降糖)属于磺脲类药,可刺激胰腺分泌更多胰岛素,从而降低血糖。如果合并高胰岛素血症,服用格列本脲则是错误的。服用磺脲类药可刺激胰腺细胞分泌更多的胰岛素,本来体内胰岛素就多,只是利用较差,如继续分泌的话,将会使胰岛素更多,而且会加重胰腺负荷,长此以往可导致胰腺功能衰竭。如果胰岛细胞已丧失分泌胰岛素功能,此时再选用磺脲类药是毫无作用的。因此,建议在决定选用磺脲类药时,应监测空腹胰岛素水平。在确定有胰岛素抵抗、高胰岛素血症时应选用胰岛素增敏剂,如罗格列酮等。口服降血糖药的种类见图11。

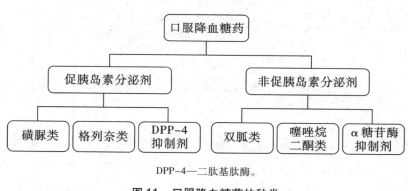

DPP-4—二肽基肽酶。

图11 口服降血糖药的种类

(2)服药时间 绝大多数降血糖药应在餐前 5～30 min 服用[如格列齐特(达美康)等磺脲类药物,瑞格列奈(诺和龙)等格列奈类药物],其目的是在体内营造一个药物环境,进餐后药物就能发挥应有的作用,药尽其用,使血糖不升高。如餐后服药,由于药物吸收需要一定时间,往往是餐后血糖先升高,药物吸收后再去降已升高的血糖。相比较,前者降糖效果要好于后者。举个简单的例子,就可以更好地理解了。我们把降血糖药视为"突击队"，血糖为"敌人"。"突击队"预先埋伏好，当"敌人"来时，进行包围，"敌人"被全部歼灭。如果先放走了"敌人"，"突击队"在后面追杀，消灭"敌人"的效果肯定不如包围方式好。当然也有些药在餐中或餐后即时服用(如二甲双胍等)，是因该药胃肠反应较大，与餐同服可减少胃肠道不适症状。另外有些药物要求与第一口主食同时服用(如α糖苷酶抑制剂)，是因该药物主要通过抑制肠道对碳水化合物的吸收来降低餐后血糖。

(3)联合用药　联合用药可使单药的选用剂量减少，不良反应也减小。有的单药间有互补性，能更好地适应患者多变的病情。常用的联合疗法有磺脲类+双胍类或α糖苷酶抑制剂、双胍类+α糖苷酶抑制剂或胰岛素增敏剂、胰岛素+双胍类或α糖苷酶抑制剂等。联合用药的一般原则：两种降糖作用机制不同的药联合选用，不提倡三类降血糖药联合选用。

10. 降血糖药有依赖性吗?

在临床工作中医生经常会遇到糖尿病患者在应用降血糖药物时处于两难之间，不用药怕病情严重，血糖进一步恶化，用药又怕形成药物依赖。在纠结的过程中错过了糖尿病治疗的最佳时间，过早出现了本不该出现的糖尿病并发症。今天就此问题与糖尿病患者共同讨论一下。

药物的依赖性分为精神依赖和躯体依赖两种，精神依赖是指患者对某种药物特别渴求，服用后在心理上有特殊的满足感；躯体依赖是指重复多次给同一种药物，使其中枢神经系统发生了某种生理或生化方面的变化，致使其对某种药物成瘾，也就是说需要某种药物持续存在于体内。大多数镇静催眠药、抗焦虑药、强效止痛药(如吗啡、阿片、哌替啶、可待因等)长期应用会成瘾。治疗糖尿病的药物无论是口服药还是胰岛素都不会使身体产生精神依赖和躯体依赖，因此也就不属于能产生依赖性的药物。

糖尿病是一种慢性病，仅有部分血糖升高不明显的患者能通过控制饮食和合理运动将血糖控制在正常范围，而大部分患者需要降血糖药或应用胰岛素治疗才能把血糖降到正常水平。如盲目担心药物依赖而不用药，使血糖长期升高，就会损害血管(包括大血管和微血管)及神经，导致心脑血管疾病、糖尿病肾病、视网膜病变、周围神经病变、糖尿病足坏疽等慢性并发症的出现。有些患者担心应用降血糖药后不能停用,其实能否停用降血糖药物取决于患者自身胰岛功能恢复情况,而不取决于是否用药。

当使用多种口服药甚至联合使用胰岛素强化降糖治疗使血糖下降至理想水平后,反而可以通过调整降血糖药,适当减少降血糖药的种类或剂量,维持治疗,使血糖不再升高。也有一些人因为血糖下降使得胰岛功能恢复而暂时完全停药(时间长短不定),但需要饮食和运动继续配合,否则血糖会再次升高。血糖控制不好或未正规治疗的时间较长,胰岛功能逐渐下降,最终致使胰岛功能完全丧失,需使用多种药物甚至多次注射胰岛素才能维持血糖的稳定。这种不尽如人意的状态,并不是药物治疗造成的,而是药物治疗不当的结果。还有一些不使用药物的患者,采取严格控制饮食和过度运动等生活方式达到控制血糖的目的,有些甚至产生了严重营养不良。这样的生活方式难以使血糖持久正常,并影响了生活质量和诱发其他疾病的出现。

因此,应用药物控制血糖水平,不仅不会导致药物依赖,还能降低糖尿病相关并发症的发生率,显著提高患者的生活质量。

11. 血糖恢复正常后可以自行停药或减药吗?

糖尿病患者不可以随意停药!

很多糖尿病患者,尤其是症状不明显的糖尿病患者在治疗的过程中都存在着误区,如感觉糖尿病症状已经不明显了,就不需要治疗了。这是非常错误的,因为糖尿病是一种终身疾病,是需要终身服药治疗的。部分糖尿病患者通过综合治疗可以使血糖得到控制,然而并不意味着糖尿病已经根治了,如果停药,血糖水平很有可能会再次升高。然而也有一部分轻度 2 型糖尿病患者经治疗后,体重恢复正常,胰岛素抵抗可减轻,如果通过严格的饮食控制及体育锻炼就能使血糖控制良好,可以减少原用药量,或暂时停止用药。

必须注意的是无论减药还是停药,都是渐进的过程,随意停药会引起血糖骤然升高,产生糖尿病酮症酸中毒,甚至昏迷,危及生命。故需要经常监测血糖,坚持饮食治疗和运动治疗。若血糖再次升高,应立即恢复用药。因此,不可在血糖正常后立刻减药或停药。

此外,日常生活中情绪波动、失眠、感染发热、劳累等因素也会引起血糖增高。治疗糖尿病以控制饮食为主,辅以降血糖药治疗,需终生服药,以维持体内正常血糖水平,延缓或减少糖尿病并发症。

目前,糖尿病尚无根治措施。采用饮食治疗、运动疗法、口服降血糖药、打胰岛素及中医药治疗,只能有效地控制病情。即使有的患者经过适当的治疗,临床症状消失,血糖、尿糖恢复正常,与正常人一样参加工作及劳动,但若不注意调养或不按要求治疗,还会出现高血糖及尿糖。因此,糖尿病患者需要长期坚持治疗,即使病情得到理想控制,也要坚持饮食与运动治疗,坚持用药,并定期到医院复查。

12. 情绪波动对血糖高低有影响吗?

【案例】　刘阿姨今年55岁,患糖尿病10多年了,平时血糖控制得还可以。最近正好赶上家里出了很多事情,她的血糖忽然变得不稳定了,忽高忽低。这是受情绪的影响吗?情绪波动与血糖有关系吗?下面让我们来共同了解一下。

情绪与血糖并非风马牛不相及的两回事。情绪变化可以引起血糖波动,反过来,血糖波动又可导致情绪改变,二者互为因果。因此,糖尿病患者在服药与饮食治疗的同时,应调节、稳定情绪,尽量避免紧张、焦虑、急躁等负面情绪的发生。当人的情绪发生急剧变化时,交感神经的兴奋性增高,促使肝中的糖原释放进入血液,以提高血糖,满足大脑等重要脏器的能量需要。由于糖尿病患者体内的胰岛素分泌不足,一旦血糖升高,胰岛素就显得更加匮乏了,以致血糖居高不下。当出现高血糖时,患者的情绪会与血糖一样高亢,出现烦躁、口渴、发怒等症状。如此反复,形成恶性循环,使一些糖尿病患者血糖长期居高不下,并发症不断增多,进一步加重患者的精神负担。

有些糖尿病患者患病数年,基本情况良好,尿糖反应也不明显,但每当化验血糖时,血糖总是偏高。原因是他们对自己的疾病过于担忧,常以化验单上的数据来衡量近期治疗效果,尤其在空腹采血的前夜,情绪特别紧张,以致睡眠不佳,导致血糖升高。实际上,这些患者平时的血糖不一定很高,通过糖化血红蛋白测定就可证实这个分析。

举个例子,有位退休职工,由于孩子好吃懒做,经常惹祸,几次被公安机关拘留,他经常大发雷霆,结果血糖总是很高。后来,孩子渐渐改邪归正,他的心情也开始好转,即使在降血糖药减量的情况下,血糖也能保持在正常范围。

这是由于心情舒畅时,情绪稳定,肝气顺达,肝能有效地储存糖原。再则,当心情良好时,人体活动量也相应增加,即使胰岛素分泌量处于低水平状态,也能依靠肝、肌肉的协同作用来调节,使血糖下降。喜、怒、忧、思、悲、恐、惊是人体精神活动的具体表现,并随环境的变化而变化。糖尿病患者若七情过极、情志失调,则会使脏腑功能紊乱而影响血糖的控制。

（孙天格,辛雅雯）

(四)胰岛素基本知识

【案例】 李叔叔患糖尿病 10 年了,一直服口服降血糖药控制血糖,最近自测血糖一直居高不下,李叔叔前往医院咨询医生。医生说李叔叔现在服的降血糖药方案已经是最好的了,不能再加量,建议他试试打胰岛素。李叔叔一听便害怕了,听说胰岛素像毒品一样会上瘾,一旦打上就得打一辈子。这是真的吗? 胰岛素到底是什么? 分哪些类呢? 打胰岛素真能控制好血糖吗? 怎么打? 下面让我们来详细了解一下吧!

1. 什么是胰岛素?

胰岛素是由胰腺内的胰岛 B 细胞受内源性或外源性物质(如葡萄糖、乳糖、核糖、精氨酸、胰高血糖素等)的刺激而分泌的一种蛋白质激素。胰岛素是机体内唯一降低血糖的激素,同时促进糖原、脂肪、蛋白质合成。外源性胰岛素主要用来治疗糖尿病。

我们可以把胰腺比作一个工厂,这个工厂生产的产品就是胰岛素。胰岛素的作用就像是钥匙,在正常情况下,一个胰岛素可以打开一个细胞,然后将携带的糖从细胞外(血浆)运送至细胞内,从而使血糖(血浆中葡萄糖)水平降低。但是由于遗传、膳食、环境等原因影响,胰腺生产的胰岛素不够用,或者细胞需要更多胰岛素才能被打开,这就会使机体的代谢出现紊乱,从而引发糖尿病。

胰岛素的来源和功能见图12。

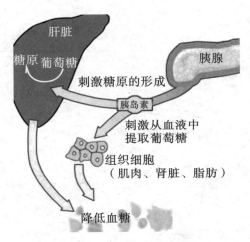

图12　胰岛素的来源和功能

2.胰岛素与血糖有关系吗?

当然有关系!胰岛素与血糖之间存在直接关系。胰岛素是一种调节血糖或葡萄糖水平的激素,并在血液中帮助细胞用它作为能量。胰岛素是胰腺分泌的,健康者血糖水平越高胰腺释放的胰岛素越多。血糖水平降低时,胰腺释放的胰岛素也较少。这一系统故障,则会发生糖尿病,不控制血糖水平会导致潜在危险。

这两者之间的关系主要涉及胰岛素负责让血糖水平保持在健康水平。人们吃东西时,食物会通过消化系统转换成葡萄糖并进入血流。然后血糖被细胞吸收并用作能量。而胰岛素是血糖被吸收进入细胞所必需的介质。

含大量糖的食物更容易转变成血糖,但这会导致血糖超出正常水平。当摄入大量的糖时,胰腺会释放更多胰岛素。这些额外的胰岛素能让细胞迅速从血液中吸收多余的糖。这可以让血糖迅速恢复到正常水平,长时间处于高血糖水平是非常不健康的状态。

反之,如果几个小时不吃食物,血糖水平会下降到正常水平以下。这种情况的发生也与胰岛素和血糖之间的关系密切相关。胰腺会减缓胰岛素分泌速度,帮助剩余血糖缓慢进入细胞,同时利用储存的葡萄糖作为能量。

胰岛素分泌与血糖的关系见图 13。

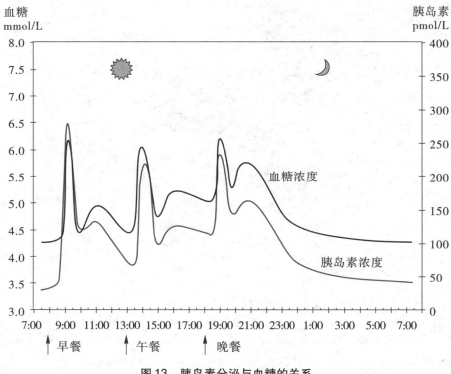

图 13　胰岛素分泌与血糖的关系

3.胰岛素有多少种?它们的作用相同吗?(视频:胰岛素的种类和作用)

胰岛素的种类和作用

(1)根据胰岛素来源分类

1)牛胰岛素:自牛胰腺提取而来,分子结构中有 3 个氨基酸与人胰岛素不同,疗效稍差,容易发生过敏或胰岛素抵抗。动物胰岛素唯一的优点就是价格便宜。患者可以轻松负担。

2)猪胰岛素:自猪胰腺提取而来,分子结构中仅有一个氨基酸,与人胰岛素不同,因此疗效比牛胰岛素好,不良反应也比牛胰岛素少。目前国产胰岛素多属猪胰岛素。

3)人胰岛素:人胰岛素并非从人的胰腺提取而来,而是通过基因工程生产的,纯度更高,不良反应更少,但价格较贵。

4)人胰岛素类似物:利用基因重组技术,通过对人胰岛素的氨基酸序列进行修饰生成新的胰岛素类似物,而该类似物可以模拟正常胰岛素分泌和作用的一类物质。

(2)根据胰岛素作用时间分类

1)超短效胰岛素类似物(速效胰岛素):如门冬胰岛素注射液(诺和锐)、赖脯胰岛素注射液(优泌乐)等。

2)短效胰岛素(可溶性人胰岛素):如生物合成人胰岛素注射液(诺和灵 R)、重组人胰岛素注射液(优泌林 R、甘舒霖 R)等。

3)中效胰岛素:如精蛋白生物合成人胰岛素注射液(诺和灵 N)。

4)长效胰岛素类似物:如地特胰岛素注射液(诺和平)、甘精胰岛素注射液(来得时)。

5)预混胰岛素:如精蛋白生物合成人胰岛素注射液(预混 30R)(诺和灵 30R)、优泌林 30R、门冬胰岛素 30 注射液(诺和锐 30)、精蛋白锌重组赖脯胰岛素混合注射液(25R)(优泌乐 25)、精蛋白锌重组赖脯胰岛素混合注射液(50R)(优泌乐 50)等。

(3)各类胰岛素的特点

1)超短效胰岛素类似物:皮下注射后 10 min 起效,作用高峰 1 ~ 2 h,持续时间 4 ~ 6 h。优点:餐前注射吸收迅速,皮下吸收较人胰岛素快 3 倍,起效迅速,持续时间短,能更有效地控制餐后血糖并减少低血糖的发生。可注射后立即或间隔 5 ~ 10 min 进食。

2)短效胰岛素:一种普通胰岛素,为无色透明液体,皮下注射后的起效时间为 20 ~ 30 min,作用高峰为 2 ~ 4 h,持续时间 5 ~ 8 h。注射后 20 ~ 30 min 进食。

3)中效胰岛素:为乳白色浑浊液体,起效时间为 1.5 ~ 4.0 h,作用高峰 6 ~ 10 h,持续时间为 12 ~ 14 h。

4）长效胰岛素类似物：起效时间为 2 ~ 3 h，作用平稳无峰，持续时间长达 24 h 以上。此类胰岛素一天只能注射一次，不受进食影响。

5）预混胰岛素：双时相胰岛素，含有两种胰岛素的混合物。短效（或超短效）与中效胰岛素混合。起效快，使用方便，注射次数减少。一般一天共注射 2 ~ 3 次。

4. 胰岛素注射部位及范围是什么?（视频：胰岛素注射范围）

【案例】 王叔叔患糖尿病 3 年，近日发现腹部注射胰岛素后，局部皮肤有硬结、不易吸收，血糖也控制不佳。王叔叔怀疑是药物变质引起的，更换新胰岛素后情况依然不变。医生经询问得知，王叔叔一直选择腹部注射胰岛素，从未更换其他部位，从而造成了局部皮肤出现硬结、不易吸收的现象。其他注射胰岛素的患者是否也有这种困惑呢? 下面我们来了解一下胰岛素的注射部位及范围。

胰岛素注射范围

人体适合注射胰岛素的部位是在皮下脂肪丰富、易于操作、血管神经分布少的位置，首推部位为腹部。

可注射胰岛素的部位及范围如下。①腹部：耻骨联合以上 1 cm、肋缘以下 1 cm 以内，脐周 2.5 cm 以外的双侧腹部，同时不能靠近两侧腰部，因为靠近腰部的位置皮下组织的厚度变薄，容易注射到肌肉。②上臂：上臂侧面或后侧部位的中 1/3。同样该部位皮下组织较厚。③大腿：双侧大腿外侧的上端 1/3 的部位。不能靠近膝盖，因为大腿上端外侧的皮下组织较厚，且远离大血管和坐骨神经。④臀部：双侧臀部上端外侧，该部位的皮下组织丰富，肌内注射风险低。胰岛素注射的各个部位吸收胰岛素速度快慢不一，现在基本都把腹部作为胰岛素的常用注射部位。但从科学角度讲，胰岛素的注射部位应该根据使用胰岛素类型的不同选择相应部位。

超短效胰岛素类似物：门冬胰岛素、赖脯胰岛素和谷赖胰岛素，餐前即刻皮下注射，这一类胰岛素的吸收速率不受注射部位的影响，可在任何注射部位皮下注射。

短效胰岛素：普通胰岛素、生物合成人胰岛素、重组人胰岛素注射液，餐前 15 ~ 30 min 皮下注射，短效胰岛素在腹部皮下的吸收速度较快，此类胰岛素为腹部注射首选。

中效胰岛素:为降低夜间低血糖风险,单独使用中效胰岛素应在睡前给药。首选注射部位是大腿和臀部,吸收速度较慢。

长效胰岛素类似物:甘精胰岛素、重组甘精胰岛素、地特胰岛素,可在每日任一固定时间点,首选注射部位是大腿和臀部,但也可在任一常见注射部位注射,严格防止肌内注射,以避免严重低血糖。

预混胰岛素:双时相胰岛素制剂,早餐前首选注射部位是腹部,可以加快其中短效胰岛素的吸收,便于餐后血糖控制。晚餐前注射的首选部位是臀部或大腿,以延缓中效胰岛素的吸收,减少夜间低血糖的发生。

5. 胰岛素注射标准流程是什么?(视频:胰岛素注射标准流程)

胰岛素注
射标准流
程

【案例】　张伯伯患糖尿病1年多,断断续续服用降血糖药,血糖控制不佳。医生将口服药改为注射预混胰岛素,1个月后张伯伯复查血糖依然控制不佳。医生询问后得知张伯伯注射预混胰岛素前从未摇匀胰岛素。那么,如何正确使用胰岛素来控制血糖呢?您是否也走入了误区?

糖尿病是一种慢性代谢性疾病,需要终身治疗,而胰岛素治疗是糖尿病药物治疗中不可或缺的一部分。无论是1型糖尿病患者还是2型糖尿病患者,随着胰岛细胞功能的逐渐衰减,都将面临接受胰岛素治疗的境况。

(1)准备注射用物　注射前洗手,检查胰岛素外观有无异常,核对胰岛素类型和注射剂量,已开封的胰岛素应放置于室温(20 ℃左右,不超过30 ℃)。

(2)混悬胰岛素　需摇匀的胰岛素有中效人胰岛素、预混人胰岛素和预混胰岛素类似物。首次使用前,将笔芯在手掌间滚搓10次、手臂上下摇动10次,重复前两个步骤至少一次,至胰岛素呈白色均匀的混悬液。

(3)注射方法　一般成人皮肤厚度为1.25~3.25 mm,平均2 mm。目前使用的胰岛素针头长短有4 mm、5 mm、6 mm、8 mm等。每次注射前,要目测针头至肌肉层的距离。若目测发现针头过长,可能到达肌肉层,则要捏起皮肤注射或45°角进针。捏起皮肤时要注意用拇指、示指和环指提起注射部位的皮肤,切忌大把抓取,以免同时将肌肉抓起(图14)。

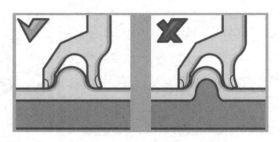

图 14   注射胰岛素时捏皮的正确方法和错误方法

（4）注意事项   注射完毕后,针头停留在皮下 10 s 以上。拔针后及时卸下针头,将胰岛素笔盖上笔帽存放好。漏液不仅造成药物浪费,还会堵塞针头,造成下次注射剂量不准确;甚至改变预混胰岛素的浓度,影响血糖控制。注射完成后立即将针头取下,丢弃在加盖的硬壳容器中。不得重复使用针头,重复使用针头会造成针尖变形,甚至部分折断在体内,通常肉眼很难发现。

6. 胰岛素注射时应该注意什么?［视频:胰岛素使用小窍门(1)］

胰岛素使用小窍门(1)

【案例】   陈阿姨用胰岛素治疗有 3 个月了,她打胰岛素的时候总是喜欢朝着一个地方打,她说:"总是打那一个地方的话,就只有那一个地方痛,我不想所有地方都痛!"但是最近她发现,注射部位摸起来居然有"硬疙瘩"。而且还发现,每次注射完拔针的时候,总有"小珠珠"顺着针头滴下来,甚至有时候会直接喷射出来了。这到底是怎么回事呢?

如何避免注射部位不适及皮下脂肪增生? 轮换部位注射是关键。一种已经证实有效的注射部位轮换方案:将注射部位分为 4 个象限(大腿或臀部可等分为 2 个区域),每周使用 1 个象限并始终按顺时针方向进行轮换;在任何一个象限或等分区域内注射时,每次的注射点都应间隔至少 1 cm,以避免重复的组织损伤;从注射治疗一开始,就应掌握一套简单易行的注射部位轮换方案。注射胰岛素时轮换注射部位见图15。

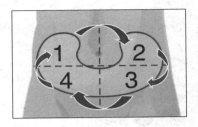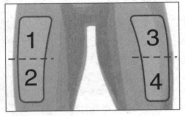

图 15　注射胰岛素时轮换注射部位

（1）注射时出现漏液怎么办？注射完毕等 10 s 再拔针。

（2）注射疼痛有什么原因？如何避免？胰岛素注射时疼痛的原因及对策见表 4。

表 4　胰岛素注射时疼痛的原因及对策

原因	对策
直接注射低温保存的胰岛素可以诱发疼痛和不适感	胰岛素从冰箱取出后恢复至常温再注射
注射部位酒精未挥发干就注射	酒精彻底挥发干后再注射
在体毛根部注射	避免在体毛根部注射
选择的注射针头不合适	选用直径小、长度短的针头
重复使用针头	注射针头应一次性使用

7. 注射使用的针头可以重复使用吗？使用后的针头如何处理？［视频：胰岛素使用小窍门（2）］

【案例】　小明在清理垃圾时，看到了一个小药盒掉在地上，听声音里面还装着东西，打开一看，这不是爷爷用的胰岛素笔的针头吗？小明很好奇，因为他知道爷爷向来省吃俭用，一个针头打完一支胰岛素都舍不得扔，今天怎么扔了一盒？一问爷爷才知道，爷爷听了医院里的健康讲座之后，把针头改成"一次一用一废弃"了，并且用完以后不随处乱扔，而是装进硬壳瓶内一起处置。

胰岛素使用小窍门（2）

针头不能重复使用,应一次性使用,重复使用会造成注射部位感染,还会造成针尖变形(图16),甚至部分折断在体内,通常肉眼很难发现这些变化。

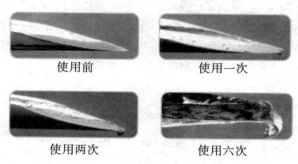

使用前　　　　　　　　　　使用一次

使用两次　　　　　　　　　　使用六次

图16　同一胰岛素注射所用针头使用不同次数后的形状

使用后的针头应当放入专用废弃容器(利器盒)内再丢弃。家中可选用带盖硬壳容器中。

8. 胰岛素不规范注射会造成哪些危害?(视频:胰岛素不规范注射会造成哪些危害?)

胰岛素不
规范注射
会造成哪
些危害?

【案例】　王大爷使用胰岛素治疗半年了,他一直在肚脐周围注射胰岛素,现在肚脐周围有不少小硬结。他总说注射到肚脐周围的胰岛素吸收好,就一直在肚脐周围注射,而且现在注射时明显疼痛。这都属于胰岛素不规范注射引起的危害,那么,如何减少这类事件发生呢?

(1)注射针头重复使用

危害:针头为一次性用品,二次使用酒精擦拭消毒,不同程度破坏针头及表面的硅化层,注射时与皮肤摩擦增加,局部刺激增强,疼痛增强,还会造成针眼发红及堵塞。

对应处理:注射针头已纳入医保范围,大大降低患者经济压力。反复强调一针一换的目的与必要性,加上教育引导,提高患者正确认识,真正规范使用。

(2)注射部位轮换不规范

危害:导致脂肪萎缩或脂肪硬结(图17)。

对策:胰岛素注射是一项长期的治疗方式,每日需要多次注射,未达到良好的治疗效果,在操作指导时强调规律注射部位轮换方式,使用脂肪萎缩或硬结的图片资料进行展示,达到教育目的。

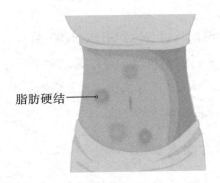

脂肪硬结

图17 注射胰岛素时轮换方法不正确所致脂肪硬结

(3)消毒不严格、方法不正确

危害:注射部位感染、全身感染。

对策:应向患者说明消毒方法正确的重要性(图18),并向患者演示正确的洗手和消毒方法及顺序,根据个人情况进行个性化指导。

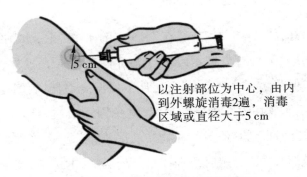

5 cm

以注射部位为中心,由内到外螺旋消毒2遍,消毒区域或直径大于5 cm

图18 胰岛素注射部位消毒范围说明

(4)捏皮方法、进针角度错误及注射后停留时间过短

危害:增加疼痛感,影响胰岛素吸收速度,导致血糖波动,增加低血糖风险。

对策:通过操作演示、视频、图片等多种形式进行教育,操作演示过程中讲解注意事项,然后让患者操作,护士指出存在的不足。如患者住院期间,应在护士指导以后,由患者自行注射,护士在旁把关,经过几次实际操作以后达到真正掌握。

(5)其他 注射时间与进餐时间不匹配、随意调整剂量或中断治疗、不定期监测血糖、胰岛素存放不规范或超过有效期等现象。医护人员要将科学的糖尿病知识、自我保健技能深入浅出地教会给患者和家属,让患者改变错误观念,以达到有效控制血糖的目的。

9. 如何妥善保存胰岛素?

【案例】 张阿姨患糖尿病10年了,2年前开始使用胰岛素治疗,血糖一直控制得非常理想,可是,今年夏天,张阿姨的血糖像气温一样节节攀升。餐前增加胰岛素剂量后效果也不理想,这到底是怎么回事?张阿姨的生活一直比较规律,每天早晨在家吃饭,常年摄入热量稳定;中午在单位用餐,伙食还是老样子;晚餐在家,家属做饭比较注意,很少外出用餐。每天两次运动,已经坚持多年。她心态平和,工作稳定,睡眠良好。胰岛素三餐前定时注射,这样看来确实没有什么问题,那血糖为什么会居高不下呢?是否是胰岛素的存放上出了问题?

没有开封的胰岛素:要求放置在2~8℃的冰箱冷藏,冰箱冷藏室内温度可自高至低分为6个区域:冰箱门架、上层靠门处、上层后壁处、下层靠门处、下层后壁处、保鲜盒。一般来说,下层比上层温度更低;内侧比外侧温度更低。胰岛素不能放在太靠内壁的位置,避免因蛋白质凝固变性,形成结晶体,使之失效。考虑到其他药品和物品的摆放,现今,大多数科室都是将胰岛素置于门架上,并注意定时清理冰箱,保持冰箱的清洁;禁止放在冰箱冷冻层或者放入冰柜中,冷冻过的胰岛素即使已经融化也不能使用。

已经开封的胰岛素:正在使用过程中的胰岛素,可以直接放在室温下保存。禁止露放在阳光直晒的窗台、桌子上面;更要避免放在空调、电视、微波炉等家用电器旁边能够产热的位置。但是,一定要保证室内的温度低于25℃,因为,一旦室温高于25℃,胰岛素的生物活性就会降低,继而药效也会相应降低。所以,家中要备温度计,一旦发现温度高于25℃,为防止影响胰岛素药效,最好放到冰箱冷藏。冷藏胰岛素可于注射前 30 min 提前取出复温。胰岛素既怕冻着也怕热着,外出需随身携带胰岛素时,若室外温度在 2~25 ℃,可将胰岛素放在随身的手提包或背包中。如果室外温度超过 25 ℃,则要将胰岛素放在胰岛素冷藏包中。因为温度越高,时间越久,药效越低。一旦温度超过 50 ℃,胰岛素会迅速全部失效。乘坐飞机时,不要将胰岛素随行李托运,以免冻坏胰岛素,使胰岛素失去活性。胰岛素怕震荡,要轻拿轻放,避免过度摇晃。胰岛素由两个氨基酸通过二硫键连接在一起,任何原因导致胰岛素剧烈震荡时,二硫键就会断裂,破坏胰岛素的生物活性,导致药效丧失。所以,胰岛素要平拿平放,防止跌落。随身携带时,避免奔跑;上下楼梯时,避免剧烈颠簸。预混或混悬胰岛素使用前常规摇匀时,要避免过度摇晃。

胰岛素需在有效期内使用;开封后的胰岛素使用期限是 4 周(28 d),不管用没用完,都要弃掉。每次打开一瓶新的胰岛素或者每次注射胰岛素以前,均要检查胰岛素有无变色、变质、浑浊、结晶、结冰、絮状物等情况,一旦发现异常,停止使用。注射胰岛素期间,要严密监测血糖的变化,发现血糖异常升高,要检查胰岛素保存是否得当。

10. 注射胰岛素会上瘾吗?

【案例】 王大爷患糖尿病已经 30 年了,无论是口服降血糖药一再加量,还是他坚持运动、控制饮食都已经无法控制好自己的高血糖,甚至最近还开始出现了视物模糊的并发症。医生多次建议他使用胰岛素治疗,他都极力拒绝。他说:"打胰岛素就像抽大烟一样,一旦用上就会上瘾。不用!坚决不用!"。那么,注射胰岛素真的会上瘾吗?

胰岛素是人体自身分泌的一种激素,只是帮助我们从外部补充胰岛素来稳定我们的血糖,所以不存在依赖性,而且注射胰岛素不经过肾及肝的代谢,对肝、肾功能无损伤,相对于需要定期监测肝、肾功能的口服药物来讲更安全。但是注射的量需要咨询医生,避免注射过量导致低血糖。

11. 您知道胰岛素使用的常见误区吗?

【案例】 陈大爷患糖尿病多年,刚开始口服降血糖药血糖控制满意,

2 年前血糖控制差,换为胰岛素治疗,一开始他对胰岛素治疗有抵抗,经常问:"胰岛素是如何降低血糖的? 万一胰岛素上瘾了怎么办? 在家里注射胰岛素安全吗? 胰岛素不管用了怎么办?"下面让我们来总结一下胰岛素使用的常见误区。

（1）使用胰岛素会上瘾吗?

不会上瘾。胰岛素是人体胰腺自身分泌的一种蛋白质,正常人身体内都有,没有成瘾性;即使长期注射也是病情需要,不存在成瘾的问题。胰岛素就像"搬运工",把血中的葡萄糖转运到身体的细胞内提供能量;也是体内唯一一种可以直接降低血糖的物质。

（2）使用胰岛素是不是表明我的病情到了晚期?

不是这样的! 病情轻重应根据血糖控制水平判断,而不是用药种类。胰岛素是良好的血糖控制工具之一,生活方式和单纯口服降血糖药物治疗血糖控制仍不达标时、初诊 2 型糖尿病患者血糖较高者,胰岛素治疗有助于血糖长期达标,预防或延缓并发症的发生或发展,控制病情进展。

（3）是不是能用口服药就不用胰岛素?

错误! 是否需要胰岛素要看病情需要。1 型糖尿病患者在发病时就需要胰岛素治疗,而且需终身胰岛素替代治疗。2 型糖尿病患者由于病情进展,出现口服降血糖药失效或存在不能使用口服药的情况时,需使用胰岛素来控制高血糖,尤其是病程较长时,胰岛素可能是最主要和必需的控糖措施。新发病并与 1 型糖尿病鉴别困难的消瘦的糖尿病患者,应该把胰岛素作为一线治疗药物。

（4）用胰岛素就能大吃大喝吗?

不可以! 胰岛素是良好的血糖控制工具之一,但不意味着使用了胰岛素就可以大吃大喝。要想血糖控制得好,科学的日常生活管理还是必不可少的。日常饮食应做到控制总热量摄入,以维持理想体重;平衡膳食,使各种营养物质摄入均衡;定时、定量、定餐并坚持少量多餐;不可以盲目地大吃大喝。

（5）可以随意更换胰岛素产品吗?

不可以! 胰岛素是处方药,剂型的选择是医生根据您的病情和治疗方案而定,自行到零售药店更换品牌和剂型会对治疗产生不可预见的安全隐患,请您一定遵照医嘱通过正规渠道购买胰岛素。

(6)使用胰岛素一段时间后,血糖稳定了,感觉好了就可以不治疗了吗?

不可以!糖尿病治疗的目标是将血糖控制在正常范围,去除高糖毒性,预防和延迟并发症。当血糖逐渐缓慢升高,很多时候没什么坏感觉,但感觉好不一定血糖控制得好。2型糖尿病血糖控制目标为空腹血糖在4.4~7.0 mmol/L,非空腹血糖<10.0 mmol/L,糖化血红蛋白<7.0%。经过胰岛素治疗血糖稳定后,是否停用或调整胰岛素,应在保证血糖长期达标的前提下,在良好饮食、运动配合的基础上,由医生根据您的情况进行调整。

(刘双双)

(五)糖尿病的常见并发症

【案例】 李大爷患糖尿病已经20多年了,一直用胰岛素控制血糖,最近十几天由于家庭变故而心情低落,没有按时注射胰岛素。这两天李大爷的儿子发现李大爷精神不济、食欲减退,还浑身没劲儿,就带李大爷来医院看病,一测随机血糖28.6 mmol/L。李大爷觉得自己就是这几天没按时注射胰岛素血糖才高的,但医生说这种情况比较严重,必须立即住院。医生即刻安排李大爷住院,确诊李大爷是糖尿病酮症酸中毒。那么什么是糖尿病酮症酸中毒呢?这个病危险吗?该如何治疗和护理呢?下面我们就来了解一下相关知识。

1.什么是糖尿病酮症酸中毒?(视频:什么是糖尿病酮症酸中毒?)

糖尿病酮症酸中毒是胰岛素不足和升糖激素不适当升高引起的糖、脂肪和蛋白质代谢严重紊乱综合征,临床以高血糖、高血酮和代谢性酸中毒为主要表现。

糖尿病酮症酸中毒常见的诱因:感染、胰岛素治疗中断或不适当减量、饮食不当、各种应激(如创伤、手术、妊娠和分娩等)。

糖尿病酮症酸中毒的表现:糖尿病症状加重,如烦渴、多饮、多尿、乏力,

什么是糖尿病酮症酸中毒?

血糖增高,一般为 16.7 ~ 33.3 mmol/L;胃肠道症状,如食欲减退、恶心、呕吐、腹痛;呼吸改变,如呼吸深快、呼气中有烂苹果味;脱水休克症状,如皮肤弹性差、眼球凹陷、血压下降、尿量减少;意识改变,如嗜睡、烦躁、昏迷等。

2. 糖尿病酮症酸中毒有哪些护理要点?

(1)密切观察病情　糖尿病酮症酸中毒病情凶险,病情变化快,应严密观察患者的生命体征,30 min 至 2 h 监测一次血压、脉搏,记录 24 h 出入水量,每小时监测一次血糖、尿酮体、血钾。注意呼吸型态改变及呼出气体的气味。观察有无感染、极度口渴、食欲减退、恶心呕吐、嗜睡等症状。发现病情变化,立即通知医生给予对症处理。

(2)配合输液治疗　迅速建立两条静脉通路:一条用于补充液体,另一条用于遵医嘱应用胰岛素。补液原则宜先快后慢,开始给予 0.9% 氯化钠注射液(生理盐水),输液时应根据血压、心率、尿量、末梢循环情况调整补液量及速度。遵医嘱应用持续小剂量胰岛素静脉滴注,当血糖降至 13.9 mmol/L 时,改用 5% 葡萄糖加胰岛素继续滴注。用药时注意保证胰岛素的剂量准确。此外,可以遵医嘱应用胰岛素泵调节血糖,在胰岛素泵的佩戴过程中,正确消毒穿刺部位并固定稳妥,防止导管滑脱;定期更换输注管及穿刺部位,保证胰岛素的顺利泵入。

(3)加强基础护理　保持患者的呼吸道通畅,给予患者吸氧,定期更换吸氧管、吸氧装置。清醒患者鼓励早期床上适当活动,勤翻身,保持床单位的清洁、干燥、平整,防止出现压疮。留置尿管患者加强会阴护理,防止逆行感染。加强口腔护理,保持口腔清洁,防止感染。保持病房内安静舒适,定期开窗通风,保持空气流通。有跌倒坠床风险患者,告知患者及家属及时加床档保护,穿长短适宜衣裤,保持室内光线充足,保持地面干燥无水渍,防止患者跌倒、坠床。

(4)饮食护理　对于意识障碍的患者应先禁食或经胃管内注入流食,流食中最好加些菜泥或菜汁,待症状缓解后再改为糖尿病半流质或糖尿病饮食。多关心患者的进食情况,保证每天需要的热量。对意识清醒者应给予高纤维素饮食,保证维持生命的供给量和所需量。饮食正常的患者遵循糖尿病饮食原则,积极控制血糖。

(5)心理护理 由于本病病情危急,患者及家属常出现恐惧、焦虑等情绪,一旦发现病情变化,医护人员应及时安抚患者及家属的情绪,做好沟通,对疾病及相关护理进行健康教育,告知患者糖尿病酸中毒是可防可控的,告知家属密切观察患者的病情变化,与患者及家属达成共识,采取相应的心理疏导,使患者保持良好的情绪,增加战胜疾病的信心。

我们都知道糖尿病患者血糖高于正常水平,但有些人不明白为什么糖尿病高血糖状态下还会出现低血糖。那么到底什么是低血糖呢? 为什么会出现低血糖? 发生低血糖时身体会有什么表现呢? 我们又该做些什么呢? 下面我们就来揭开低血糖神秘的面纱。

3. 什么是低血糖?(视频:什么是低血糖?)

什么是低血糖?

低血糖是糖尿病患者在治疗过程中可能发生的血糖过低现象;低血糖可致不适甚至有生命危险,也是血糖达标的主要障碍,应引起特别注意。

低血糖的诊断标准:非糖尿病患者的血糖<2.8 mmol/L,接受药物治疗的糖尿病患者血糖≤3.9 mmol/L。

低血糖的表现:轻度症状,如心悸、焦虑、出冷汗、发抖、饥饿感、情绪不稳、头痛;严重时,会有抽搐、嗜睡、意识丧失、昏迷乃至死亡;其他表现,如舌根发麻、说话不清、答非所问、烦躁、不理人、意识模糊,平时举止端庄,忽然衣冠不整,无缘无故打架,行为与习惯发生改变。

低血糖的分类:①无症状性低血糖,是指糖尿病患者血糖≤3.9 mmol/L,但无低血糖症状;②症状性低血糖,是指糖尿病患者血糖≤3.9 mmol/L,且有低血糖症状;③严重低血糖,常有意识障碍,需旁人帮助;④可疑症状性低血糖,出现低血糖症状,但没有检测血糖。

低血糖不及时处理的危害:①头痛、头晕,大脑在瞬间丧失意识,造成脑细胞损伤;②摔倒,易导致骨折等外伤,有的糖尿病患者还会发生心律失常、心绞痛或急性心肌梗死;③低血糖昏迷6 h以上,则脑细胞受到严重不可逆伤害,可导致痴呆,甚至死亡。

一次严重的医源性低血糖可能会抵消一生维持血糖在正常范围所带来的益处。高血糖一般不会马上导致死亡,但低血糖可以。

4. 低血糖规范处置流程是什么?(视频:糖尿病患者低血糖的预防)

糖尿病患者低血糖的预防

第一步:当出现低血糖反应时,应立即监测血糖值,无法测定血糖时暂按低血糖处理。如果血糖≤3.9 mmol/L,就属于低血糖范畴。

第二步:①意识清醒者,摄入 15~20 g 葡萄糖或其他无脂碳水化合物;②意识障碍者,静脉注射 50% 葡萄糖 20 mL 或肌内注射胰高血糖素 0.5~1.0 mg,胰高血糖素会在 2~10 min 起作用,但对肝内没有储存葡萄糖的患者(如酗酒者)无效。

第三步:每 15 min 监测一次血糖。①如果血糖值仍≤3.9 mmol/L,再摄入 15~20 g 碳水化合物。②如果血糖>3.9 mmol/L,且在午夜或离下一餐至少 1 h,给予含淀粉或蛋白质食物,但避免摄入过多热量而使血糖升得过高。③如果血糖仍≤3.0 mmol/L,继续静脉注射 50% 葡萄糖 60 mL。

第四步:①血糖已恢复,要了解发生低血糖的原因,调整用药;注意低血糖诱发的心、脑血管疾病,监测生命体征;建议患者经常进行自我血糖监测,以避免低血糖再次发生;对患者实施糖尿病教育,嘱其随身携带糖尿病急救卡和糖块,儿童或老年患者的家属要进行相关培训。②血糖未恢复,静脉滴注 5% 或 10% 葡萄糖,或加用糖皮质激素。注意长效胰岛素及磺脲类药物所致低血糖不易纠正,可能需要长时间输注葡萄糖;意识恢复后至少监测血糖 24~48 h。

发生低血糖时要吃 15 g 葡萄糖或其他无脂碳水化合物。符合上述标准的食物:2~5 个葡萄糖糖块,视不同的商品标识而定(这是最好的治疗物品);半杯橙汁;10 块水果糖;两大块方糖;一大汤勺蜂蜜或玉米汁;一杯脱脂牛奶。

5.什么是糖尿病大血管并发症?(视频:什么是糖尿病大血管并发症?)

随着现代医学的发展,医学科研者发现糖尿病不仅是单独的血糖升高,而且是随着疾病的进展,最终会出现一系列的并发症。那么糖尿病患者如果血糖控制不稳定会出现哪些并发症呢? 糖尿病患者又怎么知道自己发生了并发症? 怎么预防这些糖尿病并发症的发生? 这些问题困扰着糖尿病患者,下面我们就来详细地了解糖尿病大血管并发症的相关知识。

什么是糖尿病大血管并发症?

糖尿病大血管病变主要包括脑血管、心血管和下肢血管病变,其中冠心病、脑血管病变是引起 2 型糖尿病死亡的主要原因。而外周血管狭窄甚至闭塞是外科截肢的主要原因。与非糖尿病患者相比,糖尿病合并大血管病变的危险性增加 2~4 倍,且发病比较早,症状比较重。

(1)糖尿病并发脑血管病 糖尿病脑血管病是糖尿病大血管并发症之一。脑血管病就是人们常说的脑卒中或半身不遂,包括缺血性和出血性脑血管病,在糖尿病患者中更常见的是缺血性脑血管病。与普通人群相比,糖尿病患者发生脑卒中的危险性较高,是普通人群的 2~3 倍。脑血管病变造成糖尿病患者残疾和死亡的问题在我国比在西方国家更为严重。

1)发病原因:糖尿病由于血糖增高,可使血液变得黏稠,血小板聚集性增加,血流缓慢,极易发生短暂性脑缺血、蛛网膜下腔出血、脑血栓等。同时,体内各种代谢发生紊乱,引起高脂血症、高血压,加重动脉粥样硬化,几种因素互相协同作用,最终导致糖尿病脑病的发生。

2)临床表现:糖尿病性脑血管病变和非糖尿病者在临床表现上很相似,其表现主要有面部或一侧肢体突然感觉无力和麻木、头痛、头晕、口角歪斜、肢体不能动弹、视物模糊甚至失明、言语不清甚至不能说话、不能听清他人说话或不能明白他人说话的意思、突然眩晕、站立不稳甚至摔倒,严重者可发生偏瘫、残疾,甚至危及生命。必须及时就诊,除必要的体格检查外,还需行头颅 CT 扫描或磁共振成像检查,以尽快确诊,及时治疗。

(2)糖尿病并发冠心病 糖尿病与心血管病的关系极为密切,糖尿病患者易患心血管病,心血管病是糖尿病患者第一位致死原因。糖尿病性心血管病包括心脏和大血管上的微血管病变、心肌病变、心脏自主神经病变和冠心病,尤以冠心病为多见。糖尿病性冠心病除了有一般冠心病表现外,还常伴有心血管自主神经病变的表现。

糖尿病并发冠心病临床上有如下特点。

1) 发病率高且发病时间早,常发生心绞痛或无痛性心肌缺血,多为一过性心前区不适感,心绞痛延迟(是指心绞痛发作不在运动期间或运动高峰期,而在运动后发生)。糖尿病患者冠心病发生率比非糖尿病者高 2~4 倍。

2) 女性的保护作用消失。在非糖尿病患者中,女性冠心病发生率明显低于男性。但患了糖尿病之后,这种性别差异消失,男女都一样了。女性糖尿病患者冠心病发生率比非糖尿病者高 4 倍。

3) 静息时心动过速。早期糖尿病常累及迷走神经,交感神经处于相对兴奋状态,所以心率常有增快倾向。只要在休息状态下心率超过 90 次/min 者,应疑为自主神经功能紊乱。此种心率增快常较固定,各种条件反射不易受其影响,在深呼吸时和活动时心率差异不大,甚至从卧位快速起立时心率的反射减弱。

4) 不典型症状较常见。由于心脏神经功能障碍,糖尿病性心脏病临床表现变得可能很不典型,有 1/3 以上的糖尿病性心脏病患者发生心肌梗死时不痛。其他表现包括心动过速、心律失常、直立性低血压(此类表现多见于较晚期心血管自主神经病变者)、难以纠正的心力衰竭或休克,甚至造成猝死等。所以说糖尿病患者要重视心脏的变化。

5) 糖尿病并发冠心病的危害:糖尿病性冠心病与非糖尿病性冠心病非常相似。心血管病是糖尿病患者第一杀手,是糖尿病患者致死、致残的重要原因。糖尿病患者心血管病的病死率明显高于非糖尿病患者。糖尿病男性死因中 60% 死于心血管病,其中 41% 死于缺血性心脏病。另外,糖尿病患者中存在许多罹患心脏病的危险因素,包括高血糖、高血压、高血脂、肥胖、吸烟等。

6. 怎样护理糖尿病大血管并发症患者?

(1) 高血糖是心血管系统的主要危险因素,而因心血管病死亡则是 2 型糖尿病患者的主要归宿,因此早期控制血糖是有效预防大血管并发症的主要目标,应定期复查血糖和糖化血红蛋白。

(2)高血压、高血脂对心脑血管系统有严重的危害,要最大限度对高血压、高血脂进行干预,以减少大血管并发症的发生,定时测量血压,定期复查血脂。

(3)饮食方面尽量低盐低脂,合理膳食,经常运动,避免肥胖,降低血黏度,预防 2 型糖尿病并发大血管疾病。

(4)改善胰岛素抵抗,纠正高胰岛素血症,对防治 2 型糖尿病并发大血管疾病有一定作用。2 型糖尿病并发冠状动脉疾病的患者应定期做心电图,以便早期发现糖尿病并发冠状动脉疾病,应每半年做一次心电图。

(5)一旦糖尿病患者出现反复头痛、眩晕、头部跳动等症状,应及时到神经内科就诊,做脑血流图、颅脑 CT 等检查,并采取相应的治疗措施。

(6)规律生活,注意休息,适当锻炼,按医嘱每天测量血压并做好记录,有异常情况及时报告医生,应积极对高血压进行预防和治疗。

【案例】　李大爷患糖尿病已有数年,虽然他一直按医生的要求吃着降血糖药,但在家从来没有监测过血糖,所以也不知道自己血糖控制得如何。最近他发现自己每次小便都有特别多的泡沫,总是无缘无故手脚麻木、疼痛,总觉得双脚肿胀,眼睛看东西也变得模糊,于是来医院就诊。医生说他这是糖尿病的微血管并发症,对此,李大爷有点不明白,好好的糖尿病怎么就有并发症了? 于是医生就简单地向李大爷介绍了什么是糖尿病微血管并发症,以及日常生活中该如何护理,以消除李大爷的担忧和疑虑。下面我们就来了解相关的内容。

7. 什么是糖尿病微血管并发症?(视频:什么是糖尿病微血管并发症?)

糖尿病微血管并发症是由糖尿病引起的血管病变累及视网膜、肾及神经中的微小血管导致的疾病,最常见的是糖尿病肾病、糖尿病视网膜病变及糖尿病周围神经病变。它危害着数亿 2 型糖尿病患者,它们通常会危害那些什么是糖尿病微血管并发症?

糖尿病病程长或血糖未控制的患者,也会在刚诊断或尚未诊断的 2 型糖尿病患者中出现。这些并发症的出现和进展可能导致患者视力下降,肾和神经功能受损,从而影响患者的行为和认知,导致生活质量下降,就业受限,增加了糖尿病患者的医疗费用。如果不进行相应的治疗,它们将导致不可逆转的损伤甚至死亡。糖尿病患者的高血糖、高血压和血脂异常一直未得到及时控制而出现一系列的并发症,最终导致糖尿病患者出现黄斑水肿、视力受损,增加摔倒的风险,甚至导致失明;糖尿病肾病,出现大量蛋白尿、水肿,随着肾功能快速恶化,最后则需要肾脏替代治疗,也可能导致死亡;糖尿病自主神经病变,可能会导致体位性低血压、身体行动异常、足部溃疡和截肢。为了减少和预防糖尿病并发症的发生,糖尿病患者应该改变不良的生活习惯,控制好血压(<140/80 mmHg)和血糖(糖化血红蛋白<7%)。

8. 怎样护理糖尿病微血管并发症患者?

糖尿病微血管病变最主要的并发症就是糖尿病视网膜病变、糖尿病肾病及糖尿病周围神经病变,因此护理上要加强血糖、血压及血脂的控制。

(1)针对视网膜病变患者

1)要定期做眼部检查。没有糖尿病的患者 1~2 年检查一次,轻度视网膜病变患者每年检查一次,重度视网膜病变患者 3~6 个月检查一次,妊娠合并视网膜病变患者应增加检查次数。

2)注意用眼卫生,避免熬夜及长时间的近距离用眼。

3)如果出现视网膜出血,避免剧烈运动,减少头部活动,适当卧床休息。

4)如果视网膜病变较为严重,那么在运动前应该进行细致的眼科检查,并在专业人员的指导下进行活动。

(2)针对肾病患者

1)定期复查 24 h 尿,检测尿肌酐及尿微量蛋白。

2)按比例定时定量进食,同时要低钠低蛋白饮食。

3)糖尿病肾病较为严重者,应避免食用含蛋白质丰富的食物,如豆制品、牛奶等。

4)平时的生活中应注意观察自己小便的颜色及性状,如果小便泡沫较为丰富,那么应该及时就医。

5)他汀类的药物有保护肾的作用,能有效降低血脂,减轻肾脏病变,可以遵医嘱服用他汀类药物。

(3)针对糖尿病周围神经病变患者

1)定期进行神经肌电图检查,防止病情进一步加重。

2)平时生活中若出现手脚麻木、针刺样疼痛或感觉降低,应及时就医。

3)生活中可以多用热水泡手和泡脚,以改善局部的血液循环,但是要控制好水温,以免烫伤。

4)如果神经病变较为严重,可以进行神经修复,定期输一些改善神经和微循环的药物。

【案例】 李阿姨20年前被诊断为糖尿病,血糖控制不佳,前段时间修剪脚指甲,不小心把右脚第二脚趾剪破流血了,自己也没在意。过了1周,伤口不但不见好,反而溃烂面积变大了。李阿姨来到医院,医生说这是糖尿病足,得赶紧处理,并且强调了糖尿病足的危害。李阿姨听完特别害怕,她觉得自己就是不小心把脚趾剪破了,怎么就是糖尿病足了? 医生是不是在吓唬自己? 有这么严重吗? 如果真是糖尿病足,自己又该如何护理呢?

9. 什么是糖尿病足?(视频:什么是糖尿病足?)

糖尿病足是指糖尿病患者因合并神经病变及不同程度的血管病变而导致下肢感染、溃疡形成和/或深部组织损伤,是糖尿病最严重、治疗费用最高的慢性并发症之一。

什么是糖
尿病足?

(1)糖尿病足发病机制

1)糖尿病神经病变:高血糖引起自主神经发生脱髓样变性和神经元病变,使皮肤韧性减低,皮肤干燥,触觉和痛觉减退及足部肌肉萎缩,使行走时双足发生压力性改变,致使足部损伤。

2)糖尿病末梢血管病变:由于血管基底膜增厚,管腔狭窄,引起糖尿病患者下肢小血管硬化闭塞,微循环障碍,造成皮肤与神经营养障碍,加重神经功能损害,使人体防御能力减退,极易发生皮肤感染。

3）其他病变：糖尿病患者身体抵抗力下降，再加上日常生活中穿过紧的鞋，脚趾压伤、烫伤、足癣、皮肤小瘢痕、修脚外伤等原因，导致足损伤、皮肤破损和足部感染，从而发生糖尿病足。

（2）糖尿病足的临床症状

1）病变早期患者皮肤瘙痒、发干而无汗，轻度碰撞或用手挠时，容易发生皮肤感染。足部发凉，体检可发现下肢供血不足。抬高下肢时足部皮肤苍白，下肢下垂时又呈紫红色。肢端动脉搏动减弱或消失，血管狭窄处可听见血管杂音，偶有反射迟钝。肢端皮肤温度减低，有的出现水肿，有的干枯，颜色变暗及出现色素斑（图19）。

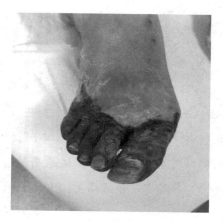

图19　糖尿病足

2）肢端营养不良，肌肉萎缩，肌张力差，关节韧带极易损伤，骨质破坏，容易发生病理性骨折。常见的还有跖骨头下陷，趾关节弯曲，形成槌状趾、鸡爪趾、沙尔科关节（又称夏科特关节）。

3）肢端刺痛、灼痛、麻木、感觉迟钝或丧失。走路时像踩棉花一样，鸭步行走，间歇跛行，双下肢痛，休息痛，下蹲后起立困难。所谓间歇跛行，就是患者有时走着路，突然下肢疼痛难忍，以至于不得不一瘸一拐地走路，或者干脆就不能行走。这也是下肢缺血的早期表现。休息痛则是下肢血管病变进一步发展的结果，不只行走时下肢供血不足引起疼痛，而且休息时下肢也因缺血而疼痛，严重时可使患者彻夜难眠，十分痛苦。

4)病情进一步发展,下肢特别是脚上可出现糜烂、坏疽或坏死。创口久久不愈,甚至皮开肉裂,脚趾逐个脱落。坏疽严重者不得不接受截肢而导致残疾。

10. 怎样护理糖尿病足患者?

(1)糖尿病足分级　临床常用的糖尿病足轻重分级为 Wagner 分级。

0 级,存在足溃疡的危险因素,但目前无溃疡。

1 级,表面溃疡,临床上无感染。

2 级,较深的溃疡,常合并软组织炎。

3 级,深度感染,伴有骨组织病变或脓肿。

4 级,局限性坏疽(脚趾、足跟或前足背)。

5 级,全足坏疽。

(2)护理要点

1)积极控制糖尿病,包括饮食控制、药物治疗、运动。

2)经常观察皮肤颜色、温度,检查足背动脉搏动及弹性,及时发现足部皮肤微小的破口,并及时处理。如果皮肤温度低,色泽发白,足背动脉搏动微弱或无法触及,提示足部缺血。

3)足部保持清洁干燥,可用接近于体温的温水泡脚,有利于改善局部血液循环。但切记不要用过凉或者过热的水泡脚,温度过凉会加重足部缺血,过热的水会导致皮肤烫伤。出现足部瘙痒时不要过度抓挠,可适当用润肤乳。穿鞋要宽松舒适。寒冷时要注意足部保暖。

4)足部水疱是糖尿病足感染的重要原因之一,较小的水疱一般保持清洁,盖以清洁敷料,可慢慢吸收。较大的水疱,切记不要切开,可在无菌条件下抽吸液体,定期消毒,保持表皮层完整,预防细菌侵入。

5)对于已经出现感染的创面,要坚持每天换药,渗出较多的创面甚至每天换几次,并根据细菌培养的结果使用敏感抗生素。创面内坏死组织较多时要及时清创,创面用0.9%氯化钠注射液(生理盐水)清洗,可外用磺胺嘧啶银等抗炎药物,配合低温理疗,达到创面干燥、去腐生肌作用。如果感染无法控制,最后只得截肢。

6) 走路是治疗下肢缺血最好的方法,适当步行可以促进下肢血液循环,促进侧支循环建立,改善缺血组织代谢。患者可以在身体状况允许情况下多多锻炼,积极预防和治疗糖尿病引起的缺血性疾病。

(魏 璐)

(六)妊娠糖尿病基本知识

【案例】 昨天中午吃饭的时候,小刘发现同事小娜最近每天吃饭都只吃菜,从来不吃米饭。于是就好奇地问:"怎么了?怀孕还减肥啊!也不怕饿着肚子里的娃儿。"结果小娜哭丧着脸说:"什么减肥啊,我也不想这样,可前段时间产检时,医生说我血糖高,监测了一段时间都不理想。后来我发现不吃饭血糖就正常了,这不是为了控制血糖嘛!"小刘疑惑了:"不吃饭控制血糖?作为一名准妈妈,你确定这样对宝贝真的好吗?"

今天我们就一起走进妊娠糖尿病的世界,来探寻到底什么是妊娠糖尿病?妊娠期的血糖、血压及体重应当如何来控制?如何科学饮食应对妊娠糖尿病?

1. 什么是妊娠糖尿病?（视频：什么是妊娠糖尿病?）

什么是妊娠糖尿病?

妊娠合并糖尿病包括糖尿病合并妊娠及妊娠糖尿病。糖尿病合并妊娠是指在原有糖尿病基础上合并妊娠。妊娠糖尿病是指妊娠前糖代谢正常或有潜在糖耐量减退,妊娠期才出现的糖尿病。由于妊娠后身体发生很大变化,体重增加,胎盘产生的一些激素及细胞因子会阻止体内的胰岛素正常工作,尤其在孕24周后会更明显,导致部分孕妇最终患上妊娠糖尿病。妊娠糖尿病的筛查方法见图20。

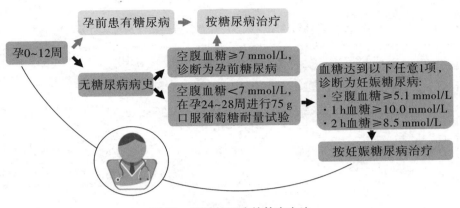

图 20 妊娠糖尿病的筛查方法

2. 妊娠糖尿病血糖的控制目标是什么?

(1)所有类型的妊娠糖尿病患者妊娠期血糖控制目标:空腹血糖<5.3 mmol/L,餐后 1 h 血糖<7.8 mmol/L,餐后 2 h 血糖<6.7 mmol/L,糖化血红蛋白小于 6.0%。

(2)妊娠期血糖控制必须避免低血糖。妊娠期血糖<4.0 mmol/L 为血糖偏低,需调整治疗方案,血糖<3.0 mmol/L 必须即刻处理。

3. 妊娠糖尿病血压的控制目标是什么?

妊娠高血压可加重妊娠妇女已有的糖尿病并发症,应在妊娠期间严格控制血压在 130/80 mmHg 以下。收缩压 ≥ 140 mmHg 和/或舒张压 ≥90 mmHg,可考虑抗高血压药物治疗;收缩压 ≥160 mmHg 和/或舒张压 ≥110 mmHg,必须用抗高血压药物治疗。

4. 妊娠糖尿病患者如何监测体重?

妊娠前肥胖及妊娠期体重增加过多均是妊娠糖尿病的高危因素,需从妊娠早期即制订妊娠期增重计划(表 5),结合基础体重指数(BMI),了解妊娠期允许增加的体重。妊娠期规律产检,监测体重变化,保证合理的体重增长。

表5 根据妊娠前体重指数(BMI)制订妊娠期体重增长计划

妊娠前 BMI/(kg/m²)	妊娠期体重增加量/kg	妊娠中晚期体重增加平均速率/(kg/周)
<18.5(低体重)	12.5~18.0	0.51(0.44~0.58)
18.5~24.9(正常体重)	11.5~16.0	0.42(0.35~0.50)
25.0~29.9(超重)	7.0~11.5	0.28(0.23~0.33)
≥30.0(肥胖)	5.0~9.0	0.22(0.17~0.27)

5.妊娠糖尿病如何进行营养治疗?

应在保证孕妇和胎儿能量供应的前提下,将血糖控制在正常范围,避免饥饿性酮症的发生。

(1)妊娠糖尿病患者在妊娠前4个月的营养素与正常人计算方式一致,后5个月应根据患者体型适当增加能量和蛋白质。

(2)指导孕妇少量多餐,全天总热量可以分成4~6次进餐,帮助孕妇稳定控制血糖,减少餐后高血糖及餐前低血糖的机会。

(3)糖类摄取量每日不少于150 g,避免糖类摄入过少造成的酮症;推荐饮食蛋白质摄入量占总能量的15%~20%为宜,以满足孕妇妊娠期生理调节及胎儿生长发育之需。

6.妊娠糖尿病如何进行药物治疗?

【案例】 小吴今年25岁,小吴老公28岁,都是家里的独生子女。小吴已经妊娠7个月了,在做孕检时查出有妊娠糖尿病。这可把小吴一家人吓坏了,北京、上海各大医院跑遍了,专家给的治疗方案都是使用胰岛素,禁止使用口服降血糖药,但是小吴一家还是很担心胰岛素治疗会对宝宝造成不利影响。胰岛素治疗妊娠糖尿病真的会对宝宝有不利影响吗?

国家药品监督管理局只批准胰岛素治疗妊娠合并糖尿病,对于妊娠糖尿病患者,避免使用口服降血糖药,因为口服降血糖药能通过胎盘进入胎儿体内,对胎儿营养代谢及生长发育可能有不良影响。胰岛素属于大分子蛋白质,不能穿过胎盘进入胎儿体内,不会对胎儿产生不良影响,必要时应首选胰岛素治疗。在使用胰岛素期间,应定时做好血糖监测,避免低血糖的发生。

7. 妊娠糖尿病患者如何选择分娩方式?

【案例】 小吴在孕 7 个月时查出有妊娠糖尿病,最终听从专家的建议使用胰岛素治疗,心惊胆战地过完整个妊娠期马上就要分娩了,在外面遛弯时听别人聊天说妊娠糖尿病患者生孩子很危险,要剖宫产才能保住大人和小孩的生命安全,又一次受到了惊吓。妊娠糖尿病患者必须剖宫产才是正确的选择吗?

糖尿病本身不是剖宫产指征。决定阴道分娩者,应制订分娩计划,产程中密切监测孕妇的血糖、宫缩、胎心率变化,避免产程过长。

择期剖宫产的手术指征为糖尿病伴严重微血管病变或其他产科指征。妊娠期血糖控制不好、胎儿偏大(尤其是估计胎儿体重>4 250 g 者)或既往有死胎、死产史者,应适当放宽剖宫产指征。

8. 妊娠糖尿病患者分娩后还需要监测血糖吗?

【案例】 小吴在孕 7 个月时查出患妊娠糖尿病,听从医生的指导,严格控制食量,定时监测血糖至分娩前。整整 3 个月,手指被扎了无数次,轻轻捏一下都很痛。生完宝宝想着终于解放了,不用再扎手指了,心里仿佛放下了一块每天都要压着自己的石头。生完宝宝真的不用监测血糖了吗?

绝大多数妊娠糖尿病患者在分娩后胰岛素用量减少或停用,因此应加强血糖监测,避免低血糖的发生。产后 6～12 周行口服葡萄糖耐量试验(OGTT)评估糖代谢状态。长期随访:妊娠糖尿病患者产后 1 年再行 OGTT 评价糖代谢状态。无高危因素者 2～3 年筛查 OGTT。

9. 妊娠糖尿病患者分娩后可以给婴儿哺乳吗?

【案例】 小吴从孕 7 个月检查出妊娠糖尿病开始,一直到分娩前都在担心会给自己的宝宝造成严重的影响。担心生产时会有危险,顺利生产后担心妊娠糖尿病导致自己身体里的激素不正常,怕乳汁也不正常,给婴儿哺乳会造成不好的影响。妊娠糖尿病患者分娩后给婴儿哺乳真的会造成什么不好的影响吗?

鼓励母乳喂养,产后母乳喂养可减少产妇胰岛素的应用,且子代发生糖尿病的风险降低。

(张亚伟,冉现婷)

六、肾上腺疾病

1. 什么是原发性醛固酮增多症?

原发性醛固酮增多症(PA)简称原醛症,系一种由于醛固酮不适当升高、相对自主分泌和不被钠负荷所抑制的疾病。可导致心血管损伤、肾素抑制、继发性高血压、钠潴留、钾离子排泄过多乃至低血钾。原发性醛固酮增多症常见的亚型有肾上腺醛固酮瘤、特发性醛固酮增多症(简称特醛症)、原发性肾上腺皮质增生、家族性醛固酮增多症、分泌醛固酮的肾上腺皮质癌、异位醛固酮分泌瘤/癌。研究发现,醛固酮过多是导致心肌肥厚、心力衰竭和肾功能受损的重要危险因素。与原发性高血压患者相比,原发性醛固酮增多症患者心脏、肾脏等高血压靶器官损害更为严重。因此,早期诊断、早期治疗就显得至关重要。

2. 原发性醛固酮增多症的临床表现有哪些?

(1)高血压综合征　为最早且最常见的综合征。多数患者血压大幅升高,但恶性高血压罕见。原发性醛固酮增多症可能伴随顽固性高血压,其定义为即使坚持使用适当的含利尿剂在内的 3 种药物治疗方案后血压仍不达标。但极少数患者可不伴高血压。

(2)神经肌肉功能障碍　①肌无力及周期性麻痹较为常见。一般说来血钾愈低,肌肉受累愈重,常见诱因为劳累,或服用氢氯噻嗪、呋塞米等促进排钾的利尿药,但多数并不明显。②肢端麻木,手足搐搦。在低钾严重时,由于神经肌肉应激性降低,手足搐搦可较轻或不出现,而在补钾后,手足搐搦往往变得明显。

(3)失钾性肾病及低钾血症　因大量失钾,肾小管上皮细胞呈空泡变性,浓缩功能减退,伴多尿,尤其夜尿多,继发口渴、多饮,常易并发尿路感染、肾盂肾炎。尿蛋白增多,少数可发生肾功能减退。

(4)心脏表现 ①心电图呈低血钾图形。②心律失常,较常见者为阵发性室上性心动过速,最严重时可发生心室颤动。

(5)其他表现 儿童患者有生长发育障碍,与长期缺钾等代谢紊乱有关,缺钾时胰岛素的释放减少,作用减弱,可出现糖耐量减低。

3. 原发性醛固酮增多症有哪些护理要点?

(1)日常护理

1)保证充足的睡眠,避免体力和脑力的过度兴奋,避免重体力劳动。病情加重时绝对卧床休息。无力、翻身困难者,家属帮助其定时翻身,加强生活护理,防止并发症的发生。

2)对于有高血压、低血钾的患者,定期测量血压和生命体征。血压高者,应每日监测两次血压,并遵医嘱应用抗高血压药。低血钾者,应遵医嘱及时补钾。缺钾同时还伴有手足抽搐,应注意补钙。

3)注意安全,防止意外发生。因肌肉功能障碍,患者容易跌倒,应限制其活动范围,防止意外损伤。

(2)肾上腺醛固酮瘤切除术后护理

1)常规护理:术后平卧 12 h,沙袋压迫 6~8 h。观察患者血压等生命体征变化,以及穿刺点有无出血、渗血,发现异常情况,及时处理。

2)体位:右下肢保持 12 h 伸直位。观察足背动脉搏动情况及有无下肢静脉血栓形成,患者是否自觉肢体发凉、下肢肿胀、皮肤颜色改变等。在患者制动期内,可辅助其进行肢体按摩。

(3)并发症的护理及预防

1)肾上腺出血:30% 的肾上腺醛固酮瘤患者术后自觉双侧或单侧腰痛,右侧明显,此与国外研究相类似。腰痛可能与造影时造影剂推注速度偏快造成肾上腺静脉破裂出血有关。故术中注射造影剂时,护士应提醒操作者缓慢推注,尤其是年老体弱、长期高血压及糖尿病患者的自身静脉弹性较差,更应引起重视。

2)造影剂诱发肾病:主要表现为血清肌酐升高,始于造影剂使用后 24～48 h,在 3～5 d 达到高峰,7～10 d 后 75% 的患者血清肌酐逐渐恢复。但肾功能可能未完全恢复到基础水平,约 10% 的患者需要临时透析治疗。护士应加强宣教,告知患者导致肾功能损害的危险因素,如合并糖尿病、心功能降低、血容量不足、高尿酸血症、高血压、蛋白尿、多发性骨髓瘤、合并应用肾损伤药物及单次造影剂用量超过 3 mL/kg 等。

3)预防目标:血压控制在 130/80 mmHg 以下;去除肾毒性物质,主要指严格选择抗生素,如氨基糖苷类药及环孢素类药,禁用或慎用非甾体抗炎药;术前水化,给予 0.9% 氯化钠注射液(生理盐水)100 mL 以改善血液黏滞性,降低取血难度,同时保证充足的尿量,便于术后尽快排空造影剂;术后予以 5% 碳酸氢钠 250 mL 静脉滴注,碱化尿液,并嘱患者多饮水,有利于造影剂排泄。

4. 什么是库欣综合征?

库欣综合征为各种病因造成肾上腺分泌过多糖皮质激素(主要是皮质醇)所致病症的总称,其中最多见者为垂体促肾上腺皮质激素分泌亢进所引起的临床类型,称为库欣病。

库欣综合征有数种类型。①典型病例:表现为向心性肥胖、满月脸、多血质、紫纹等,多为库欣病、肾上腺腺病、异位促肾上腺皮质激素综合征中的缓进型。②重型:主要特征为体重减轻、高血压、水肿、低血钾性碱中毒。癌症所致重症病例,病情严重,进展迅速,摄食减少。③早期病例:以高血压为主,可表现为均匀肥胖,向心性尚不典型。全身情况较好,尿游离皮质醇明显增高。④以并发症为主就诊者,如心力衰竭、脑卒中、病理性骨折、精神症状或肺部感染等,年龄较大,库欣综合征易被忽略。⑤周期性或间歇性:可反复发作,能自行缓解。机制不清,病因不明。

库欣综合征的临床表现见图 21。

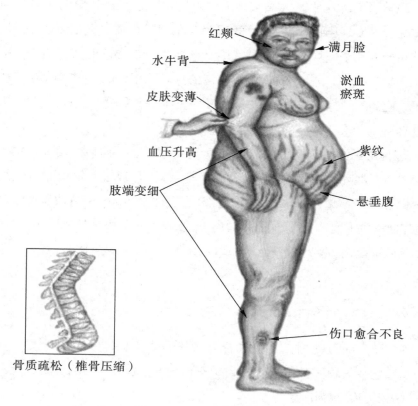

红颊

满月脸

水牛背

淤血瘀斑

皮肤变薄

血压升高

紫纹

肢端变细

悬垂腹

伤口愈合不良

骨质疏松（椎骨压缩）

图 21　库欣综合征的临床表现

5. 库欣综合征有哪些护理要点?

（1）一般护理　休息时尽量取平卧位,抬高双下肢,减轻水肿;进食低钠、高钾、高蛋白质及低热量食物,适当摄取富含钙及维生素 D 的食物,预防骨质疏松;缓解患者焦虑的情绪,指导患者正确认识并接纳疾病所导致体型外观改变的现状。

（2）病情观察　监测生命体征,预防心力衰竭;监测血钾、监测心电图是否有低血钾表现,如出现恶心、呕吐乏力及心律失常表现,及时报告医生处理;监测血糖;监测体温,定期查血常规,注意有无感染;水肿患者每日测量体重变化,准确记录 24 h 出入水量;观察有无关节痛或腰背痛等情况,及时报告医生。

（3）用药护理　遵医嘱应用肾上腺皮质激素合成阻滞药,观察服药后是否有食欲缺乏、恶心、呕吐、嗜睡及乏力等,定期做肝功能检查。

（4）预防感染和外伤　保持皮肤、阴部、衣着、用具等清洁卫生,观察体温变化,减少感染等并发症的发生;对有骨质疏松的骨痛的患者,应嘱其多休息,避免过度劳累,生活中避免剧烈运动,预防碰撞或跌倒引起外伤或骨折。

（5）健康教育　告知患者及家属疾病相关知识及治疗方法,指导患者遵医嘱服用药物,不可擅自减药或停药;指导患者学会观察药物不良反应和疗效;教会患者自我护理,避免感染,保持皮肤清洁,防止外伤骨折,保持心情愉快;指导患者和家属有计划地安排力所能及的日常活动,增强其自信心和自尊感。

【案例】　最近小王血压特别高,伴剧烈头痛、面色苍白、大汗淋漓、心动过速,用了好几种抗高血压药也没降下来,后来经检查,医生告诉他,肾上腺长了嗜铬细胞瘤,需要做手术。小王着急了:"高血压还需要做手术？ 什么是嗜铬细胞瘤？ 做完手术血压就降下来了吗？ 手术需要注意什么呢？"

6.什么是嗜铬细胞瘤？

嗜铬细胞瘤起源于肾上腺髓质、交感神经节或其他部位的嗜铬组织,这种组织持续或间断地释放大量儿茶酚胺,引起持续性或阵发性高血压和多个器官功能及代谢紊乱。约10%为恶性肿瘤。本病以20~50岁人群最多见,男女发病率无明显差异。

7.嗜铬细胞瘤的临床表现有哪些？

临床表现以心血管症状为主,兼有其他系统的表现。

（1）高血压　为最主要症状,有阵发性和持续性两型,持续性者亦可有阵发性加剧。

1)阵发性高血压:为特征性表现。发作时血压骤升,收缩压可达200~300 mmHg,舒张压亦明显升高,可达130~180 mmHg,伴剧烈头痛、面色苍白、大汗淋漓、心动过速、心前区及上腹部紧迫感,可有心前区疼痛、心律失常、焦虑、恐惧感、恶心、呕吐、视物模糊、复视。特别严重者可并发急性左心衰竭或脑血管意外。

2)持续性高血压:对常用抗高血压药效果不佳,伴交感神经过度兴奋(多汗、心动过速),高代谢(低热、体重降低),头痛,焦虑,烦躁,伴直立性低血压或血压波动大。恶性高血压表现为舒张压高于 130 mmHg,眼底损害严重,以致失明,可发生氮质血症、心力衰竭、高血压脑病,必须迅速用药控制,及时手术治疗。

(2)低血压、休克　本病可发生低血压,甚至休克,或出现高血压和低血压相交替表现。

(3)心脏表现　大量儿茶酚胺可引起儿茶酚性心肌病,伴心律失常,心电图显示穿壁性心肌梗死。

(4)代谢紊乱　基础代谢增高,代谢亢进可引起发热、消瘦;糖代谢紊乱可引起血糖过度增高;脂代谢紊乱,脂肪分解加速;电解质代谢紊乱可出现低钾血症和高钙血症。

(5)其他临床表现　如肠蠕动及张力减弱、腹部肿块、无痛性肉眼血尿、伴有多发性内分泌腺瘤病(MEN)等。

8.嗜铬细胞瘤有哪些护理要点?

(1)一般护理　患者出现高血压、焦虑、头痛时,指导患者绝对卧床休息;给予患者高蛋白、高维生素、低脂饮食,鼓励患者多饮水。

(2)对症护理　严密监测血压,以免引起高血压发作。患者骤发高血压症候群危象时,积极配合医生抢救,给予氧气吸入,严密观察有无心律失常、心力衰竭、高血压脑病、脑血管意外、肺部感染等。监测肾功能,观察尿量,准确记录液体出入量。

(3)术后护理　监测生命体征,术后 24 h 内观察伤口处有无渗血,观察腹膜后引流液的颜色和量,保持引流管通畅;预防肺部和尿路感染,鼓励患者有效咳嗽、翻身。

9. 进行肾上腺激素检查前应注意什么?(视频:进行肾上腺激素检查前应注意什么?)

我们都知道诊断肾上腺疾病时,不仅要做 CT 及磁共振检查,还需要做最基本的抽血化验和留尿检验。关于抽血,大家都知道需要空腹,对于肾上腺疾病而言,抽血和留尿其实还是有很多需要注意的事项。今天我们就来看看肾上腺激素测定都包括哪些检查,检查时需要注意什么。

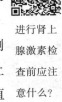

进行肾上腺激素检查前应注意什么?

肾上腺疾病主要的激素测定包括 24 h 尿和血浆的化验,24 h 尿主要测定尿液中皮质激素代谢产物或游离状态的含量,以此生化结果来诊断肾上腺疾病。① 24 h 尿 17-羟类固醇,可直接反映肾上腺皮质的功能。正常值男性在 8.3 ~ 27.2 μmol/24 h 尿,女性在 5.5 ~ 22.2 μmol/24 h 尿。② 24 h 尿 17-酮类固醇,特点是受年龄、性别、体重、尿量及慢性病等许多因素的影响,并且有昼夜的波动性,因此必须综合分析。正常值男性在 35 ~ 87 μmol/24 h 尿,女性在 21 ~ 49 μmol/24 h 尿。③ 24 h 尿游离皮质醇,能更精准地反映皮质醇分泌功能,它的正常值为 30.15 ~ 129.13 μg。④24 h 尿中醛固酮排出量要求在标准饮食条件(每日钠 160 mmol,钾 60 mmol,共 7 d)下测定,24 h 排出量为 2 ~ 10 μg。一般留取 24 h 尿是从第一天早晨 7 点到次日早晨 7 点,因此在留取 24 h 尿时应注意,第一天早晨 7 点不管有没有尿意都应该排空膀胱,从第二次小便开始留取,次日早晨 7 点的尿液要收集在容器内;收集尿液的容器要清洁,不能将大便或女性分泌物等混入其中。

血浆中主要是总皮质醇呈现明显昼夜周期性波动,以早晨 6 ~ 8 点最高,此后逐渐下降至午夜最低;肾素-血管紧张素及醛固酮要求在标准钠钾饮食和仰卧位条件下进行;促肾上腺皮质激素也呈昼夜周期性,以早晨 8 点最高,午后 4 点至半夜降至最低水平,一般来说上午 8 点<4 ng/L。由此可以看出血浆中的激素水平是呈昼夜周期性波动的。因此,除了以上注意事项外,还应该注意抽血的前一天避免饮酒、喝茶或咖啡,切勿过度兴奋,夜间要保证充足的睡眠,禁食、禁水 8 h。

10. 肾上腺 CT 检查前应注意什么？（视频：肾上腺 CT 检查的注意事项）

【案例】 张伯伯的高血压一直很难降下去，经内分泌科专家会诊后，告知其需要做肾上腺 CT 检查才能确诊。张伯伯问："什么是肾上腺 CT 检查？检查的目的是什么？怎么做这个检查呢？这个检查有没有危险？"让我们慢慢地去了解肾上腺 CT 检查。

肾上腺 CT
检查的注
意事项

适应证：①功能性肾上腺疾病（肾上腺增生、肾上腺嗜铬细胞瘤等）；②非功能性肾上腺肿瘤；③肾上腺转移瘤（肾上腺癌、神经母细胞瘤等）；④急性肾上腺皮质功能衰竭时，明确有无出血；⑤不明原因的高血压、低血钾或其他内分泌症状临床不能确诊时；⑥肾上腺功能低下；⑦肾上腺结核。

禁忌证：①严重心、肝、肾功能不全；②对含碘造影剂过敏。

常用的含碘造影剂有两种：水溶性离子型造影剂泛影葡胺和非离子型造影剂碘海醇注射液（欧乃派克、欧苏等）、碘普罗胺注射液（优维显）等。由于离子型造影剂泛影葡胺不良反应多，现已很少应用。

注意事项：①检查前 1 周内不服重金属药物，如 1 周内曾进行过胃肠道钡餐造影，则于检查前先行腹部透视，确认腹腔内无钡剂残留；②应注意扫描检查以外部位的防护屏蔽；③增强扫描后，患者应留观 15 min 左右，以观察有无迟发过敏反应；④扫描技师认真填写检查申请单的相关项目，并签名。

检查过程：①认真核对 CT 检查申请单，了解病情，明确检查目的和要求；②检查前禁食 6 ~ 8 h；③需要提前携带造影剂及 0.9% 氯化钠注射液（生理盐水）；④检查前需要成功留置静脉留置针，用于在检查中将造影剂快速输注于体内；⑤CT 检查结束后，拔出留置针，按压穿刺处，防止穿刺点出血；⑥嘱患者多饮水，以利于造影剂快速随尿液排泄。

造影剂毒副反应分 3 类。①轻度反应：有全身热感与发痒，充血，少数红疹，头痛、头晕、流鼻涕、咳嗽、恶心、呕吐等。②中度反应：全身出现荨麻疹样皮疹，眼睑、面颊、耳部水肿，以及胸闷气急、呼吸困难、发音嘶哑、肢体抖动等。③重度反应：面色苍白、四肢无力、手足厥冷、呼吸困难、手足肌痉挛、血压下降、心搏停止、知觉丧失、小便失禁等。

造影剂毒副反应的预防措施:①对每一位需要做肾上腺 CT 的患者均应详细询问病史,了解有无过敏史和高危因素,以便选择应用造影剂。②严格控制造影剂用量,掌握注射速度。造影剂应用量控制在能达到诊断目的的水平即可,尽量少用。③注射造影剂时应密切观察患者的反应,一旦有毒副反应,立即停止注射或停止扫描,立即进行抢救。

11. 您学会准确测血压了吗?（视频:您会准确测血压吗?）

我们大家都知道血压高了要监测血压,相信现在很多人的家里也都备有血压计,那么您知道怎样测量血压才最准确吗?测量血压时我们又该注意些什么呢?下面我们就来简单学习一下如何测血压。

（1）测血压的步骤

个人准备:测量前不饮浓茶、咖啡及不做剧烈运动等;应按平时习惯服用抗高血压药;有吸烟、运动、情绪变化等,应休息 20～30 min 后再测量。患者可采取坐位或平卧位,手臂位置与心脏在同一水平。患者脱下衣袖,露出手臂,手掌向上,肘部伸直。

测量方法:①打开血压计,垂直放置,开启水银槽开关。②驱尽袖带内空气,平整地缠在患者上臂中部,下缘距肘窝 2～3 cm,松紧以能插入两指为宜。③听诊器置于肱动脉搏动最明显处,一手固定,一手握加压气球,关紧气门,打气至肱动脉搏动消失再升高 20～30 mmHg,其间测量者的视线应与水银柱的刻度在一个水平线上。④缓慢放气,当听到第一声脉搏跳动时,即为收缩压;继续缓慢放气,当搏动声突然变弱或消失时,即为舒张压。⑤一般间隔大于 1 min,再测量一次,取两次结果的平均值即为所得到的血压值。⑥测量结束,排尽袖带内余气,整理后放入盒内。血压计右倾 45°,使水银全部流回槽内,关闭水银槽开关,盖上盒盖,平稳放置。

（2）注意事项　测量做到四定:定时间、定部位、定体位、定血压计。血压听不清或异常时,应重测。偏瘫者,应在健侧测量,因为患肢血管可能不正常,以致血压测量不准确。

（魏　璐,辛雅雯）

您会准确测血压吗?

七、性腺疾病

1. 性早熟的表现有哪些?（视频:性早熟的表现有哪些?）

性早熟的
表现有哪
些?

【案例】 甜甜的妈妈在给7岁的甜甜洗澡时,发现甜甜的会阴部长出了少许阴毛,乳房也增大了不少。奶奶说甜甜最近个子长得多,比别人家孩子长得早、长得快,是个好事情。妈妈说甜甜年龄还小,不应该出现这些现象,还是到医院去看一看吧。经过相关的检查和化验,医生诊断甜甜是性早熟,幸亏发现早,用药即可。全家人这才松了一口气,原来第二性征出现得太早也不是好事。性早熟会有什么表现呢? 家长在日常生活中应该注意观察孩子的哪些体征呢?

女孩在8岁以前出现第二性征,男孩在9岁前出现第二性征称为性早熟。无论男女,均有身高和体重迅速增加,骨骼快速增长可使骨骺过早愈合,影响最终的身高。

家长在给孩子洗澡时就可观察孩子是否有异常的体征,如男孩出现睾丸增大、阴茎增长增粗、长出少许阴毛;女孩出现乳房隆起、乳晕增大、乳头突出、长出少许阴毛等症状。这样不仅可及早发现异常,还可为医生提供准确的起病时间,对治疗很有参考意义。另外,诊断性早熟选择专业的医院也很重要。

因此,家长在发现孩子出现上述症状时,一定不要大意,尽快到正规医院确定孩子是否出现了性早熟,及时明确病因,对症治疗,才能将疾病对孩子的影响减到最小。

2. 青春期发育延迟应如何应对?

【案例】 16岁的小明已经上高中了,可是他的身高比其他同学低了一大截,同学都给他起绰号叫"小矮人",更难以启齿的是,小明发现自己的阴茎和小孩子没什么区别。小明很困惑:自己是不是长不高了,这样的情况是不是要告诉爸爸妈妈,还是相信别人说的发育晚的孩子会长高个儿?

男孩的青春期发育启动年龄在 11 ~ 12 岁,女孩在 10 ~ 11 岁。与同龄孩子相比,性征发育明显延迟者应怀疑是青春期发育延迟。如男孩在 14 岁时睾丸还没开始发育,或在 16 岁时还未出现身高增长加速;女孩到 13 岁时乳房还没开始发育,或到 15 岁还未出现骨骼生长突增,则可考虑青春期发育延迟。民间有"发育晚的孩子肯定会长高个儿"的说法,但不可一概而论。家长若怀疑自己的孩子在发育上与同龄人有异,应及早到医院就诊。

临床上,性早熟以女性多见;而与此正好相反的是,青春期发育延迟则以男性为主。

(1)青春期发育延迟的主要表现

临床表现:患者出生时的身长、体重往往正常。随着年龄的增长,与同龄人的身高差距有所增大。患者外生殖器幼稚,处于青春期发育前的阶段。阴毛、腋毛无明显生长。

骨龄测定:正常情况下,骨龄与实际年龄相当。体质性青春期发育延迟的患者,骨龄较实际年龄晚 2 岁以上。

血性激素水平测定:青春期发育延迟的患者,睾酮水平均显著低于同龄人水平。

(2)青春期发育延迟的预后

体质性青春期发育延迟:如果患者实际生物年龄在 14 周岁左右,骨龄已达到 12 岁左右,可每 3 ~ 6 个月随访一次,观察第二性征发育的演进过程。小剂量激素替代治疗也是合理治疗方案。

功能性青春期发育延迟:关键是明确和去除病因,改善患者的营养状态,恢复和促进患者身体发育。如果体质性青春期发育延迟的诊断已经明确,可以对患者进行随访观察,一般无须药物治疗。慢性病或营养不良导致青春期发育延迟,治疗重点在于明确和去除原发病因,改善患者的营养状态,增加患者的体重。女性青春期延迟会暂时影响婚后生育,而一旦正常发育之后,大部分人与正常人一样不影响生育。

3. 性腺疾病一般做什么检查?

如果考虑自己是性腺方面的疾病,需要到医院做检查,医生会给患者开什么检查呢? 这些检查的过程会不会痛苦? 检查的结果如果出现异常又表示什么呢? 厚厚的一沓化验单查的是什么内容? 在检查之前患者需要做什么准备工作呢?

(1)什么是性激素六项　通过测定性激素水平来了解女性内分泌功能和诊断与内分泌失调相关的疾病。常用的性激素六项即卵泡刺激素(FSH)、黄体生成素(LH)、雌二醇(E_2)、黄体酮(P)、睾酮(T)、催乳素(PRL),基本满足了临床医生对内分泌失调与否的筛查和对生理功能的一般性了解。

通过性激素六项检查,可以查清楚很多病症,因此性激素六项检查是内分泌科患者常用的检查方法,通过性激素六项的检查就可以确定是否患有内分泌方面的疾病,之后可根据检查结果确定采取什么方法进行治疗。

(2)促性腺激素释放激素(GnRH)兴奋试验　促性腺激素释放激素对垂体促性腺激素有兴奋作用,给受试者注射外源性促性腺激素释放激素后在不同时相抽取外周血,测定促性腺激素水平,可以了解垂体功能。若垂体功能良好,则促性腺激素水平升高,反之,则反应性差。

主要适用于青春期延迟发育、多囊卵巢综合征、垂体功能减退、垂体泌乳素腺瘤、下丘脑性闭经的诊断。

(3)染色体　一般没有特殊的注意事项。可以作为诊断肌阵挛性小脑协调障碍、神经系统遗传病、重症联合免疫缺陷、男性青春期发育延迟、卵巢恶性中胚叶混合瘤、小儿范科尼综合征、小儿神经纤维瘤病、小儿肾性尿崩症、小儿面部红斑侏儒综合征、小儿精神发育迟缓等疾病的辅助检查。

(4)性激素前体物质　检查内分泌功能最好在月经来潮后的第3～5天,这一段时间属于卵泡早期,可以反映卵巢的功能状态。但对于月经长期不来潮而且又急于了解检查结果者,则随时可以检查,这个时间就默认为月经前的时间,其结果也就参照黄体期的检查结果。

月经来潮后第3～5天,早9点空腹抽血检查,效果最为精准。不孕不育或闭经,长期不来月经者,可在任何时间检查,空腹最佳。

男性只要没有剧烈运动,生活规律,上午 8～11 点空腹,可随时检查。

(5)子宫、附件/睾丸彩超　主要目的是了解女性子宫及附件或男性睾丸的发育情况。此检查是一项无痛无创的常见检查,女性患者检查前需要充盈膀胱。

(6)骨片　孩子身高发育(骨骼发育)是体格发育的重要指标。当孩子发育过快、缓慢或者有内分泌等其他生长发育疾病时,就会通过骨骼发育成熟度体现出来。

骨骼生长板都处于身体内部,所以医生需要借助 X 射线拍片,判断骨骼成熟度,根据国家骨龄标准计算骨龄。当骨龄与年龄差距较大(±2 以上)时,患有发育异常或内分泌、遗传代谢性疾病的可能性就比较大,需要做更全面的检查。

(7)垂体磁共振　垂体是颅内的一个部位,垂体磁共振和头部磁共振做法相似,只不过要把垂体部位扩大化。选择具备 1.5 T 或 3.0 T 磁共振设备的医院,磁共振平扫通常要求体内无义齿(假牙)、支架、钢板,检查过程中禁止携带钥匙、手机等金属配件。

不需要禁食水等特殊准备。如果需要做增强磁共振,事先会检查肝、肾功能及甲状腺功能,再静脉注射造影剂。

4. 什么是性腺功能减退症?

【案例】　张先生近两年发现自己 17 岁的儿子小张发育有些不正常,身高自进入青春期后一年更比一年高!甚至乳房都有些发育征象,反而生殖器没有生长发育。已经 17 岁的小张还没有喉结,也未变声,胡须和腋毛也异常稀疏,甚至零星可数。张先生带着儿子来到医院检查,原来儿子是患上了低促性腺激素性性腺功能减退症。之前张先生一直认为是自己的孩子发育晚,没想到这是一种疾病表现,一拖再拖,反而白白浪费了青春期最适宜性腺发育成熟的时间。

(1)正常的性腺发育和功能维持有赖于完整的下丘脑-垂体-性腺轴功能的调节机制。这一轴系中任意环节出现异常均可以导致性激素分泌的缺乏,即性腺功能减退。根据其病因及生化改变特点不同,性腺功能减退又可分为高促性腺激素性性腺功能减退症(HH)和低促性腺激素性性腺功能减退症(LH)两类。

1)高促性腺激素性性腺功能减退症:是由各种原因所致的性腺自身(睾丸/卵巢)发育异常或疾病造成性激素分泌的减少,生化表现以性激素降低,垂体促性腺激素(LH 和 FSH)反馈性升高为特征。

2)低促性腺激素性性腺功能减退症:是由于下丘脑促性腺激素释放激素(GnRH)或垂体 LH、FSH 分泌缺乏或减少导致的性腺功能下降、性激素分泌减少的一组疾病,生化表现为性激素、促性腺激素均降低。

(2)性腺功能减退造成性激素合成减少,青春期前起病的患儿表现为青春期延迟或缺失;成年起病的患者,女性多有产后大出血、休克、昏迷病史、产后无乳、乳腺萎缩、长期闭经与不育为本症的特征。男性胡须稀少,性欲减退、阳痿等。

5. 什么是多囊卵巢综合征? 闭经与月经过少是病吗?

【案例】 莹莹今年 28 岁了,婚后 3 年无避孕情况下迟迟不孕,测试发现排卵不规律,排卵期内不排卵,月经不规律,甚至偶有闭经。有人告诉莹莹这是内分泌紊乱。莹莹自幼肥胖,进入青春期后面部、背部长有痤疮,体毛较多,这些表现都与内分泌有关吗? 若是真的出现了问题,有办法解决吗? 还可以生育吗?

多囊卵巢综合征(PCOS)是育龄期妇女常见的一种复杂的内分泌及代谢异常所致的疾病,以慢性无排卵(排卵功能紊乱或丧失)和高雄激素血症(妇女体内男性激素产生过剩)为特征,主要临床表现为月经周期不规律、不孕、多毛和/或痤疮,是最常见的女性内分泌疾病。正常卵巢和多囊卵巢示意图见图 22。

多囊患者的雄激素增高,所以常常会引起面部痤疮,以及体表性毛增加的表现,同时由于排卵稀少,甚至长期不排卵,所以才会导致月经周期的推后,甚至闭经。而对于生理年龄的多囊卵巢综合征患者,还会引起不孕。如果多囊卵巢综合征出现闭经,这时由于单一雌激素的刺激,就会导致子宫内膜增生,没有孕激素拮抗,从而导致无排卵性功能失调性子宫出血,甚至还

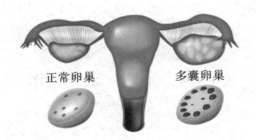

图22　正常卵巢和多囊卵巢示意

可能引起子宫内膜的异常病变。一旦检查确诊为多囊卵巢综合征,需要根据患者的年龄阶段来选择合适的治疗方案。若是青春期的多囊卵巢综合征患者,治疗主要是以调节月经周期为主;而对于生育年龄的多囊卵巢综合征患者,则主要考虑使用药物进行促排卵妊娠。

6. 什么是女性更年期综合征?

【案例】 张阿姨今年50岁了,最近总是有失眠、心悸、多汗、面色潮红、乏力等不适,面对家庭琐事异常烦躁,甚至常出现多疑、敏感、易怒等情绪。烦恼之下张阿姨独自一人来到医院精神心理科问诊,经过医生初步检查诊断,张阿姨被告知患上了这个年龄女性常见的病——更年期综合征,这是一种内分泌科的常见疾病,张阿姨近期的反常表现也是该疾病的常见表现。原来不是精神心理的疾病,张阿姨松了一口气。更年期综合征具体都有哪些表现呢?这个疾病可以治愈吗?当患上该疾病时,生活中应该注意哪些问题呢?

更年期综合征的主要表现如下。

(1)月经紊乱　约占70%,月经量增多,月经频发,淋漓不尽,或者经量减少/闭经。

(2)心血管症状　潮热汗出,甚至汗出淋漓,连绵不断,心悸、胸闷,皮肤有蚁行感、瘙痒麻木、冰冷、疼痛等;血压升高,头痛、眩晕、耳鸣。

(3)精神症状　记忆力减退、忧虑、失眠、多梦、易激怒、悲观失望、焦虑不安。

（4）新陈代谢障碍　脂肪堆积于腹部、颈部，形成局部性或全身性肥胖症。

（5）骨质疏松　出现关节疼痛、腰背痛、腿痛、肩痛等。

（6）其他症状　尿痛、尿失禁、尿频、食欲缺乏、消化不良、腹泻、腹胀、呃逆、疲劳、水肿等。

（7）易发肿瘤　更年期为常见肿瘤的高发年龄，常见的有子宫肌瘤、宫颈癌、卵巢肿瘤等。如能早些发现，早治疗，可提高治疗效果及患者生存率。

（8）皮肤、毛发均发生明显变化　皮肤干燥，弹性逐渐消失，时有瘙痒，出现皱纹，特别是暴露处，如面、颈、手等部位更为明显。

（9）更年期抑郁症　焦虑不安、紧张恐惧，稍有惊动不知所措，情绪低落、悲观失望，常哭哭啼啼、自责自罪、主观臆断、猜疑他人，或是怀疑自己患某种病，尤其是"恐癌症"，甚至出现自伤、自杀等行为。

7. 更年期综合征患者如何自我护理？

（1）保持心情舒畅，减少精神负担，尽量避免不良刺激，排除紧张、消极、焦虑情绪，维持神经系统的稳定。可培养一些业余爱好，如书法、绘画、唱歌等。

（2）进行适当的健身活动和体育锻炼。适当的体育锻炼和体力活动，不仅可以促进新陈代谢，活跃脏器功能和增强体质，而且能对抗焦虑、抑郁、烦躁等不良情绪，有利于保持生理和心理健康。此外，还应注意皮肤的保养，坚持面部的皮肤按摩，延缓皮肤的衰老。

（3）合理安排生活，劳逸结合，保持良好的生活习惯，保证充分的休息和睡眠时间，多参加有意义的社会娱乐活动，维持良好的人际关系。

（4）注意控制饮食，避免体重过度增加，但要加强营养，食用含蛋白质和维生素高的饮食，少食盐和刺激性食物。①少吃或不吃富含胆固醇和饱和脂肪酸的食物，要选择植物油，如菜籽油、葵花籽油，多吃玉米面及蔬菜、水果、瘦肉、鱼类等少胆固醇食物，多食大豆制品，如豆腐、豆腐脑、豆浆、豆腐干，因为它们是很好的植物性蛋白。②更年期妇女由于内分泌的改变，可能会出现水肿、高血压，因此更年期妇女的膳食要清淡，忌厚味，每天食盐摄入量控制在 3 ~ 5 g。

（5）注意个人卫生，尽量穿宽松及容易加减的衣服，内衣以纯棉为主。因为更年期生殖器官发生萎缩和组织松弛，宫颈黏液及阴道上皮分泌减少，易发生阴道炎、子宫脱垂和尿失禁等，故应注意个人卫生，特别要保持外阴清洁，勤换内裤，内衣、内裤在阳光下晾晒。

（6）由于体内雌激素减少，会加速皮肤老化，可使用一些护肤品，减缓衰老。

（7）更年期妇女体内钙质"支出"大于"收入"，易出现骨质疏松，应指导其经常食用含钙量高的食物，如乳类及乳制品、虾皮、海带、豆芽、豆制品、骨头汤、骨粉、芝麻酱，保证钙供给量不少于 1 000 mg/d，有意识地从中得到钙的补充并长期坚持，注意补充足够的蛋白质、维生素、微量元素，以减慢钙的丢失，并鼓励长期坚持活动，多晒太阳，多吃水果。

（刘双双）

八、骨质疏松症

生活中,我们经常会看到一些老年人弯腰驼背、走路越来越不稳,还会常感觉骨头痛,还有好多人轻轻滑倒就可能导致骨折,原因是什么呢? 老百姓归结为骨头"糠"了,什么是骨头"糠"了呢? 其实医学上称其为骨质疏松。专家估算,我国60岁以上人口骨质疏松症患病率,女性大约为50%,男性为20%。据统计,我国老年人骨折发生率为6.3%~24.4%,女性比男性更容易得骨质疏松,45岁以后,每年骨骼脱钙率为3%。一般骨量丢失20%以上时即有可能发生骨折,椎骨、髋骨和前臂骨是骨质疏松症患者最易骨折的部位。而其中髋骨骨折对老年人的危害最大,有时甚至危及生命。

1. 什么是骨质疏松症?(视频:什么是骨质疏松症?)

什么是骨质疏松症?

骨质疏松症是多种原因导致的骨密度和骨质量下降,骨微结构破坏,造成骨脆性增加,从而容易发生骨折的全身性骨病。

2. 骨质疏松症的分类是什么?

骨质疏松症分为原发性和继发性两大类。原发性骨质疏松症又分为绝经后骨质疏松症(Ⅰ型)、老年性骨质疏松症(Ⅱ型)和特发性骨质疏松症(包括青少年型)3种。绝经后骨质疏松症一般发生在妇女绝经后5~10年内。老年性骨质疏松症一般指老年人70岁后发生的骨质疏松症,而特发性骨质疏松症主要发生在青少年,病因尚不明。

3. 哪些原因会导致骨质疏松症?

(1)中老年人性激素分泌减少是导致骨质疏松症的重要原因之一。绝经后雌激素水平下降,致使骨吸收增加已是公认的事实。

（2）随年龄的增长,钙调节激素的分泌失调致使骨代谢紊乱。

（3）老年人由于牙齿脱落及消化功能降低,食欲减退,进食少,多有营养缺乏,致使蛋白质、钙、磷、维生素及微量元素摄入不足。

（4）随年龄的增长,户外运动减少也是老年人易患骨质疏松症的重要原因。

（5）近年来分子生物学的研究表明,骨质疏松症与维生素 D 受体基因变异有密切关系。

4.骨质疏松症的临床表现有哪些?

骨质疏松症被称为"静悄悄的流行病",早期的骨质疏松症患者大多数无明显症状,一般来讲,常见的骨质疏松症临床表现如下。

（1）疼痛　疼痛是骨质疏松症最常见、最主要的症状,表现为夜间静息痛。原因是骨转换过快,骨吸收增加导致骨小梁的破坏、消失、骨膜下皮质骨的破坏均可引起全身骨痛。另外,由于骨的承重能力明显下降,而肌肉必然承受更多的力,长久必然引起肌肉疲劳、劳损,从而产生肌肉及肌膜性疼痛,尤以腰、背部为甚。

（2）身高缩短、驼背　多在疼痛后出现,老年人骨质疏松时身高平均缩短 $3 \sim 6$ cm。它是由骨质疏松造成椎体变形而引起的,也是临床上的重要体征之一。

（3）骨折　骨质疏松症最严重的后果是骨折。在临床上主要发生在富含松质骨的区域,主要在髋部、胸腰椎、桡骨远端、肱骨近端及踝部。其中尤以脊柱与髋部骨折最为严重,由于骨折后必须要卧床,故容易发生坠积性肺炎、深静脉血栓、尿路感染、压疮及心脑血管疾病。据国外报道,髋部骨折有 $10\% \sim 20\%$ 的患者在发病第一年内死亡,一半的患者生活不能自理。

5.骨质疏松症的危险因素有哪些?

（1）种族　白种人和黄种人较黑种人骨质疏松症的发生率高。

（2）性别　女性患骨质疏松症的风险高于男性。

（3）年龄　70 岁以上的女性或 80 岁以上的男性体内成骨细胞活性减

弱,导致合成新的骨量减少。

(4)家族史　女性前辈患有骨质疏松症,其后代很有可能患此病。

(5)营养不均衡　维生素 D 缺乏或平时钙摄取量较少者,如素食或不喝牛奶更容易出现骨质疏松症。

(6)缺乏运动　缺乏户外运动者,导致骨关节负重或阳光照射减少。

(7)不健康的生活方式　吸烟、饮酒或常饮大量咖啡者。

(8)影响钙代谢的疾病和药物　如甲状旁腺功能亢进或服用糖皮质激素等。

6.骨质疏松症的常见检查有哪些?

(1)血钙、磷和碱性磷酸酶　在原发性骨质疏松症中,血清钙、磷及碱性磷酸酶水平通常是正常的,骨折后数月碱性磷酸酶水平可增高。

(2)血甲状旁腺素　应检查甲状旁腺功能,除外继发性骨质疏松症。原发性骨质疏松症患者血甲状旁腺素水平可正常或升高。

(3)骨更新的标记物　骨质疏松症患者部分血清学生化指标可以反映骨转换(包括骨形成和骨吸收)状态,这些生化测量指标包括骨特异的碱性磷酸酶(反映骨形成)、抗酒石酸酸性磷酸酶(反映骨吸收)、骨钙素(反映骨形成)、I 型原胶原肽(反映骨形成)、尿吡啶啉和脱氧吡啶啉(反映骨吸收)。

(4)晨尿钙/肌酐比值　正常比值为 0.13 ± 0.01,尿钙排量过多则比值增高,提示有骨吸收率增加可能。

7.X 射线检查什么?

X 射线可以发现骨折及其他病变,如骨关节炎、椎间盘疾病及脊椎前移。骨质减少(低骨密度)摄片时可见骨透亮度增加,骨小梁减少及其间隙增宽,横行骨小梁消失,骨结构模糊,但通常需在骨量下降30% 以上才能观察到。大体上可见椎体双凹变形,椎体前缘塌陷呈楔形变,亦称压缩性骨折,常见于第十一、十二胸椎和第一、二腰椎。

8.什么是骨密度检测?

骨密度检测是骨折的预测指标。测量任何部位的骨密度,可以用来评估总体的骨折发生危险度;测量特定部位的骨密度可以预测局部骨折发生的危险性。

9. 如何预防骨质疏松症?（视频:如何预防骨质疏松症?）

如何预防
骨质疏松
症?

骨质疏松症给患者生活带来极大的不便和痛苦,治疗收效很慢,一旦骨折又可危及生命,因此,要特别强调落实三级预防。

(1)一级预防　从儿童、青少年起,注意合理膳食营养,多食用含钙、磷高的食物,如鱼虾、牛奶、蛋类、豆类等;坚持科学的生活方式,坚持体育锻炼,多接受日光照射;不吸烟、不饮酒,少饮咖啡及碳酸饮料。

(2)二级预防　人到中年,尤其妇女绝经后,骨丢失量加速,应每年进行一次骨密度检查,若骨量快速减少,应及早采取防治措施。

(3)三级预防　对于退行性骨质疏松症患者,应积极进行抑制骨吸收、促进骨形成的药物治疗;加强防摔、防跌倒等措施,对于中老年骨折患者,应积极手术。

10. 如何判断得了骨质疏松症?

(1)骨质疏松症以绝经期妇女及老年人的原发性骨质疏松最为多见,继发于其他疾病的继发性骨质疏松症较少见。

(2)常见症状是背痛,多见于胸段和下腰段。

(3)X射线检查见最明显的骨质疏松部位是胸椎和腰椎。椎体的塌陷可表现为鱼尾样双凹形或楔形变,椎体有时甚至完全压扁。

(4)骨计量学检查或定量组织形态学测量,能观察到骨代谢及骨量的异常变化。

11. 如何治疗骨质疏松症?

有效的治疗措施有以下几种。

(1)运动　多种类型的运动有助于骨量的维持,绝经期妇女每周坚持3 h运动,总体钙增加。

(2)营养　摄入足量的钙、维生素及蛋类。

（3）预防摔倒　安全行走，不做剧烈运动和打破身体平衡的运动等。

（4）药物治疗　抑制骨吸收药物：钙剂、维生素 D 及活性维生素、降钙素、二磷酸盐、雌激素。促进骨形成药物：氟化物、合成类固醇、甲状旁腺素。

（5）外科治疗。

12. 骨质疏松症患者有饮食禁忌吗？

骨质疏松症患者应戒烟戒酒，少饮含咖啡类饮料，适当进行户外活动，接受阳光照射。适量吃蛋白质含量丰富的食物，如牛奶、蛋类、瘦肉、家禽肉和鱼虾等，忌吃得过咸、过甜；忌滥用药物；忌运动过少；忌蛋白质摄入过多或者过少；忌单纯补钙。

13. 骨质疏松症患者如何进行安全的运动？

通常建议骨质疏松症患者使用力量锻炼，特别是后背上部锻炼，以及负重有氧运动、柔韧性锻炼、稳定和平衡锻炼。

（1）力量锻炼　包括使用各种重量哑铃、阻力带或用您自己的体重来加强所有主要肌肉群，特别是对于姿势重要的脊柱肌肉。阻力训练还可以帮助维持骨密度。如果您使用举重机，在进行锻炼或调整机器时请注意不要扭曲脊柱。

（2）负荷有氧运动　负荷有氧运动包括在脚上做有氧运动，以骨头支撑体重。例如步行、跳舞、低冲击有氧运动、椭圆训练机、爬楼梯等。这些类型的运动直接作用于腿部、臀部和下脊柱的骨骼，以减缓矿物质流失。它们还有心血管益处，促进心脏和循环系统的健康。重要的是，有氧运动虽然对整体健康有益，但并不是整个锻炼计划。在力量、灵活性和平衡方面努力也很重要。游泳和骑自行车有许多好处，但它们不能提供减轻矿物质损失所需的负重。如果自己喜欢这些活动，那就去做吧。但一定要增加举重性运动。

（3）柔韧性锻炼　在各种运动范围内多运动关节有助于保持肌肉良好运作。伸展运动最好在肌肉预热后进行，例如，在运动结束时或者在 10 min 的热身后进行。

（4）稳定和平衡性锻炼　预防跌倒对骨质疏松症患者尤为重要。稳定和平衡性锻炼可以帮助肌肉更稳定,以更不容易摔倒的方式协同全身锻炼。简单的运动如单腿站立,或其他运动如打太极拳,可以提高稳定性和平衡性。

如果患有骨质疏松症,请不要进行以下类型的运动:避免有高影响力的锻炼,如跳跃、跑步等活动,可导致骨骼虚弱的骨折。一般来说,避免快速敏捷的动作,选择缓慢、受控动作的锻炼。

14. 骨质疏松症患者日常如何自我检查?(视频:骨质疏松症患者日常如何自我检查?)

骨质疏松症往往起病隐匿,当出现骨折现象时,已是严重阶段了。当有下列症状时,应立即到医院检查诊治:①行走或身体移动时,腰部感到疼痛;②初期背部或腰部感觉无力、疼痛,渐渐地成为慢性疼痛,偶尔会突发剧痛;③驼背,背部渐渐弯曲;④身高变矮。

骨质疏松症患者日常如何自我检查?

15. 您会正确选择钙片吗?

天然钙和合成钙的营养价值相同,吸收的程度也一样,最常用的合成钙盐是碳酸钙、磷酸钙、柠檬酸钙和葡萄糖酸钙。

（安淑敏）

参考文献

[1]尤黎明,吴瑛.内科护理学[M].5 版.北京:人民卫生出版社,2019.

[2]葛均波,徐永健,王辰.内科学[M].北京:人民卫生出版社,2018.

[3]童南伟,邢小平.内科学内分泌科分册[M].北京:人民卫生出版社,2017.

[4]余元勋.中国分子糖尿病学[M].合肥:安徽科学技术出版社,2016.

[5]胡品津,谢灿茂.内科疾病鉴别诊断学[M].6 版.北京:人民卫生出版社,2014.

[6]陈灏珠,林果为,王吉耀.实用内科学[M].14 版.北京:人民卫生出版社,2013.

[7]陈璐璐.内分泌代谢性疾病 1000 问[M].2 版.武汉:湖北科学技术出版社,2012.

[8]廖二元.内分泌代谢病学[M].3 版.北京:人民卫生出版社,2012.

[9]陈家伦.临床内分泌学[M].上海:上海科学技术出版社,2011.

[10]周莹霞.内分泌科护理基本知识与技能 370 问[M].北京:科学出版社,2010.

[11]许曼音.糖尿病学[M].2 版.上海:上海科技出版社,2010.

[12]陆再英,钟南山.内科学[M].7 版.北京:人民卫生出版社,2008.

[13]胡大一,马长生.心脏病学实践 2006:规范化治疗[M].北京:人民卫生出版社,2006.

[14]刘喜明,丛秀云.糖尿病[M].北京:科学技术文献出版社,2002.

[15]叶任高.内科学[M].5 版.北京:人民卫生出版社,2002.

[16]陈圆.对库欣综合征患者的临床护理体会[J].临床医药文献电子杂志,2018,5(99):127,130.

[17]成小丽.糖尿病患者胰岛素使用的问题及护理教育管理[J].临床医药文献杂志,2018,5(75):108.

[18]谷伟军,窦京涛.性腺疾病与糖尿病[J].中华糖尿病杂志,2018,10(10):633-636.

[19]刘颖.糖尿病患者居家胰岛素注射笔针头使用现状调查研究[J].实用临床护理学杂志,2018,3(11):21,23.

[20]区健.胰岛素拆封前后保存有别[J].家庭科学·新健康,2018(8):45.

[21]沈秋明,沈恬,王泽洲,等.骨质疏松患者自我管理行为量表的效度和信度评价[J].中华全科医学,2018,6(9):1409-1413.

[22]中华医学会妇产科学分会内分泌学组及指南专家组.多囊卵巢综合征中国诊疗指南[J].中华妇产科杂志,2018,53(1):2-6.

[23]中华医学会糖尿病学分会.中国2型糖尿病防治指南(2017年版)[J].中华糖尿病杂志,2018,10(1):4-67.

[24]纪立农,郭晓蕙,黄金,等.中国糖尿病药物注射技术指南(2016年版)[J].中华糖尿病杂志,2017,9(2):79-105.

[25]李禹兵,高凌.垂体危象的诊治总结与回顾[J].内科急危重症杂志,2017,23(4):265-268.

[26]刘革利.扶正复甲合剂联合左甲状腺素钠片对原发性甲状腺功能减退症患者预后的影响研究[J].中国现代药物应用,2017,11(21):84-86.

[27]张秀贤,颜丹.针对性护理干预在肾上腺嗜铬细胞瘤患者围手术期中的应用[J].护理实践与研究,2017,14(20):89-90.

[28]中华医学会骨质疏松和骨矿盐疾病分会.原发性骨质疏松症诊疗指南(2017)[J].中华骨质疏松和骨矿盐疾病杂志,2017,10(5):413-443.

[29]中华医学会内分泌学分会.成人甲状腺功能减退症诊治指南[J].中华内分泌代谢杂志,2017,33(2):167-180.

[30]邱紫,朱刚,钟书凌.甲状腺功能亢进症护理宣教分析[J].首都食品与医药,2016(24):110.

[31]任卫东,许峥嵘.胰岛素临床应用的常见误区[J].中华内科杂志,2016,55(5):396-397.

［32］王建华.胰岛素应用常见误区［J］.江苏卫生保健,2016(22):18.

［33］白双勇,王剑松,赵庆华.双侧隐睾术后肥胖男孩青春期性发育迟缓1例诊治体会［J］.现代泌尿外科杂志,2015,20(8):569.

［34］中华医学会糖尿病学分会.中国2型糖尿病防治指南(2013年版)［J］.中国医学前沿杂志(电子版),2015,7(3):26－89.

［35］中华医学会糖尿病学分会.中国血糖监测临床应用指南(2015年版)［J］.中华糖尿病杂志,2015,7(10):603－613.

［36］汪呈,曹宇,顾永清,等.骨质疏松治疗药物的研究进展［J］.科学通报,2014,59(13):1209－1214.

［37］中华医学会妇产科学分会产科学组,中华医学会围产医学分会妊娠合并糖尿病协作组.妊娠合并糖尿病诊治指南(2014)［J］.中华围产医学杂志,2014,17(8):537－545.

［38］邓巍,蒋兴春,刘坤.浅谈腺垂体功能减退症的临床诊疗［J］.世界最新医学信息文摘,2013,13(11):164,156.

［39］王钰娇,何为民.甲状腺相关眼病403例临床分析［J］.中华眼科杂志,2013,49(8):685－690.

［40］于晓会,范晨玲,滕卫平,等.妊娠期亚临床甲状腺功能减退症妇女甲状腺功能变化的随访研究［J］.中国现代医学杂志,2013,23(1):61－65.

［41］成晓翠,时健英,邢秋玲,等.健康教育在糖尿病患者胰岛素注射中的应用［J］.中华现代护理杂志,2012,18(31):3802－3805.

［42］方荣华.糖尿病患者自我注射胰岛素的保存现状［J］.中华现代护理杂志,2012,18(15):1804－1805.

［43］郭丹.甲状腺功能亢进症诊断与治疗［J］.中外健康文摘,2012,9(17):232－234.

［44］蒋宁一,匡安仁,谭建,等.^{131}I治疗Graves甲亢专家共识(2010年)［J］.国际内分泌代谢杂志,2012,32(2):138－144.

［45］孟杰,徐培,程玉娟.禁水加压素联合试验期间的护理［J］.中国实用神经疾病杂志,2012,15(2):2.

［46］袁红波.原发性骨质疏松症的自我管理［J］.中外医疗,2012(28):185－186.

[47]孙子林,鞠昌萍,叶秀利.2011 中国糖尿病患者胰岛素使用教育管理规范[J].中国医学前沿杂志(电子版),2012,4(3):54-57.

[48]中华医学会糖尿病学分会.中国糖尿病药物注射技术指南 2011 版(节选)[J].中华全科医师杂志,2012,11(5):319-321.

[49]陈敏,窦京涛.糖尿病与性腺疾病[J].中国实用内科杂志,2011,31(4):260-262.

[50]李光辉,张为远.妊娠期糖尿病个体化营养治疗的临床实践及循证依据[J].中华围产医学杂志,2011,14(4):196-199.

[51]倪汉萍.糖尿病足的临床护理干预[J].中国实用医药,2011,6(28):213-214.

[52]屈明静.糖尿病足部危险因素评估表的设计及应用[J].青海医药杂志,2011,41(4):45-46.

[53]阮茂美,陈立波.2011 版 ATA/AACE《甲亢和其他病因甲状腺毒症诊治指南》解读[J].世界临床药物,2011,32(9):564-570.

[54]赵东方.甲状腺肿的临床探讨[J].中外健康文摘,2011,8(42):239-240.

[55]郭凤云.甲状腺功能亢进合并突眼症的预防及护理[J].中外健康文摘,2010,7(6):195-196.

[56]郭云平.糖尿病酮症酸中毒患者的护理[J].中国实用护理杂志,2010,26(4):13-14.

[57]张璟,黄国英,倪祖德,等.4046 例染色体检查结果与先天性心脏病关系的回顾性分析[J].中国循证儿科杂志,2009,4(2):128-134.

[58]张军.甲状腺机能亢进的病因及发病机制[J].山东医药,2009,49(17):104-105.

[59]张阎珍.甲状腺功能亢进症与妊娠[J].国际内分泌代谢杂志,2009,29(6):367-369,373.

[60]黄莉娟.甲状腺功能减退症的饮食管理[J].中国实用乡村医生杂志,2008,15(11):11-12.

[61]纪立农.对 2 型糖尿病新的大型临床试验结果的解读和分析[J].中国糖尿病杂志,2008,16(11):642-647.

[62]王宁,梁明春.糖尿病酮症酸中毒28例的救治分析[J].中国误诊学杂志,2007,7(27):6653-6655.

[63]中华医学会内分泌学分会.中国甲状腺疾病诊治指南:甲状腺疾病的实验室及辅助检查[J].中华内科杂志,2007,46(8):697-702.

[64]中华医学会糖尿病学分会糖尿病慢性并发症调查组.全国住院糖尿病患者慢性并发症及相关危险因素10年回顾性调查分析[J].中国糖尿病杂志,2003,11(4):232-237.

[65]杨岚.垂体前叶功能减退症42例临床分析[J].河北医学,2003,9(3):270-271.

[66]周莹霞,王阿东,汪新.糖尿病足病的防治及护理研究进展[J].上海护理,2002,2(1):46-48.

[67]时春艳,杨慧霞.妊娠合并甲状腺功能亢进的诊治[J].中国医刊,2001,36(5):8-10.